护理实践能力提升丛书
实用专科护理培训用书

腔内血管外科护理
常规及案例分析

秦 晶 屈 冰 李海燕 娄小平 主编

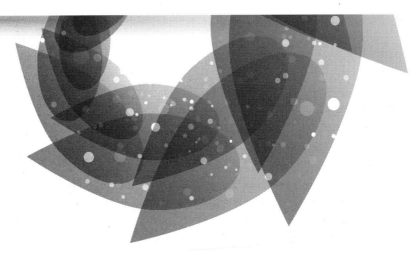

清华大学出版社
北京

内 容 简 介

本书全面系统介绍了血管与腔内血管外科常见疾病的护理要素和护理案例分析。全书分为周围血管疾病护理、动脉血管疾病护理、静脉血管疾病护理、先天性血管疾病护理、淋巴水肿护理五部分，涵盖常见病、多发病及急危重症病房、手术室的护理方法等。

全书从丰富的临床典型案例到知识链接的拓展，深入浅出、图文并茂地讲解了血管与腔内血管外科每一种疾病、每一类手术的护理要点，适合血管与腔内血管外科医护人员阅读和其他外科医护人员参考。

图书在版编目（CIP）数据

腔内血管外科护理常规及案例分析 / 秦晶等主编 .—北京：清华大学出版社，2022.6
（护理实践能力提升丛书）实用专科护理培训用书
ISBN 978-7-302-58171-0

Ⅰ．①腔… Ⅱ．①秦… Ⅲ．①血管外科学－护理学 Ⅳ.① R473.6

中国版本图书馆 CIP 数据核字（2021）第 093751 号

责任编辑：李 君
封面设计：戴国印
责任校对：李建庄
责任印制：朱雨萌

出版发行：清华大学出版社
　　　　　网 址：http://www.tup.com.cn. http://www. wqbook.com
　　　　　地 址：北京清华大学学研大厦 A 座　　邮 编：100084
　　　　　社 总 机：010-83470000　　邮 购：010-62786544
　　　　　投稿与读者服务：010-62776969，c-service@tup.tsinghua.edu.cn
　　　　　质量反馈：010-62772015，zhiliang@tup.tsinghua.edu.cn
印 刷 者：三河市科茂嘉荣印务有限公司
经 销：全国新华书店
开 本：185mm×260mm　　印 张：7.25　　字 数：191 千字
版 次：2022 年 6 月第 1 版　　印 次：2022 年 6 月第 1 次印刷
定 价：68.00 元

产品编号：085454-01

编者名单

主　　审　李　震

主　　编　秦　晶　屈　冰　李海燕　娄小平

副主编　郑　元　李菲菲　刘　玲

编　　者（按姓氏拼音排序）

蔡高坡	曹　辉	陈雨田	杜世昌	段梦梦	樊波波
范颖华	冯文帝	郭春光	郭亚明	韩　芮	何净斋
候　千	胡丹阳	化召辉	焦周阳	李　闯	李　旭
李菲菲	李海燕	李琳宏	李品格	连　冲	刘　玲
刘安安	刘仕睿	娄小平	栾香华	罗云鹏	马　珂
马百涛	马倩倩	马志岭	彭振宇	秦　晶	秦翠杰
屈　冰	任金平	单金涛	时燕燕	宋丽娜	宋鑫菲
苏鑫鑫	孙全敬	王　谦	王　艺	王　宇	王冬清
王曼曼	王梦超	王紫烟	吴晓萌	夏　磊	徐　鹏
薛文豪	闫　乐	杨雅鸽	余　虎	岳永强	张　楠
张　麒	张　帅	张　玮	张　勋	张林枫	赵琪琪
郑　元	周保宁	周志斌	朱　亮		

编写秘书　张　楠　范颖华　李磊鑫

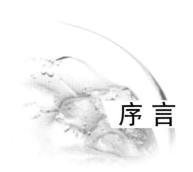

序 言

随着社会及科技生产力的高速发展，人类的寿命不断延长，心血管疾病已经成为威胁人民健康的常见原因。近年来，医学影像技术的不断提高，人们对健康的关注度也越来越高，越来越多的血管疾病患者被早期发现并获得及时治疗。血管外科专业已经成为临床医学的重要分支，包括周围动脉、静脉、淋巴等在内的所有外周血管疾病。纵观近 30 年的微创、介入技术的发展，这种变化正在快速推动着新的微创理念与技术、新的介入器材的革新。在血管外科中，许多需要进行常规开放手术处理的疑难病症，正逐步被血管腔内技术或复合手术所取代，并得到了与开放手术一致的远期疗效。这些变化都对从事血管外科的专科护理提出了更多更高的要求，培养一批高素质的中国血管外科专科护理人才，对中国血管外科专业的健康发展意义重大。

但是随着临床对高质量及规范化的血管外科专科护理的迫切需求，中国的血管外科专科护理培训机制与规范要求尚不完善，血管外科专科护理的书籍相对匮乏。该书的出版正当其时，由秦晶、屈冰等资深的血管外科护理专家与临床医生一起编撰，基于作者丰富的临床与护理经验，深入探讨了外周血管疾病的现代护理理念，在详细介绍专业理论的同时，配合真实案例进行分析。该书涵盖了常见的血管外科疾病的专科护理内容，适合作为血管外科专科护士的培训学习用书，对于血管外科年轻医生的成长也有很好的借鉴作用，愿更多从事血管外科工作的医护人员从中获益。

我谨对该书的出版表示祝贺并推荐给血管外科专业的医护人员阅读。

中国科学院院士

中华医学会外科学分会血管外科学组终身名誉组长

2022 年 3 月

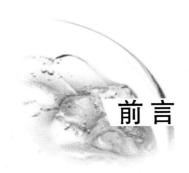

前　言

　　血管与生命同寿，近年来人民的健康意识不断提高，随着我国人口老龄化的加剧，血管与腔内血管外科疾病的检出率、发病率逐年增加，血管外科专家不断攻克此类疾病带来的难题，手术难度不断增大，越来越多的新技术、新药品被应用于临床。因此，血管与腔内血管外科护理管理者将迎来新的挑战与使命——打造一支紧跟医学发展步伐的专业护理团队，健康所系，不负所托，为患者的血管健康保驾护航。

　　由于国内有关血管与腔内血管外科专业护理书籍匮乏，为了适应血管与腔内血管外科学科的快速发展，培养并打造血管与腔内血管外科专业的护理团队，本书由血管与腔内血管外科医疗及护理专家共同编撰，编者团队在总结自身经验的基础上，参考了大量的国内外血管与腔内血管外科疾病及护理方面的文献与书籍，全面系统地介绍了血管与腔内血管外科常见疾病的专科护理要素和护理案例分析。全书分为周围血管疾病护理、动脉血管疾病护理、静脉血管疾病护理、先天性血管疾病护理、淋巴水肿护理五大部分，涵盖常见病、多发病，急危重症病房及手术室的护理方法等。

　　全书从丰富的临床典型病例到知识链接的拓展，深入浅出、图文并茂地讲解了血管与腔内血管外科每一种疾病、相关手术的护理要点，满足了血管与腔内血管外科护理人员对本专业知识全面了解的需求。本书定有不当之处，恳请同仁不吝赐教，以便再版时能及时更正，为血管与腔内血管外科学专业护理人员提供更加全面的借鉴。

编者

2022 年 1 月

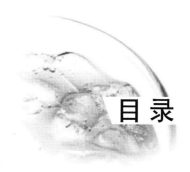

目 录

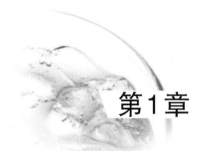

第1章
周围血管疾病护理

第1节　周围血管疾病心理护理

　　周围血管病引起的组织缺血、缺氧可导致疼痛，疼痛使患者活动能力下降并影响睡眠，情绪变得易激动或抑郁、沮丧；随着病情进展，可出现长期不愈的溃疡、组织坏疽甚至需要截肢，或因淋巴水肿所致的畸形等都会造成患者不同程度的心理冲击。因此，心理护理是对患者整体护理的重要组成部分。

一、焦虑的护理

　　1. 临床表现　患者住院后，常因生活环境等改变，以及对手术和其他治疗知识缺乏，产生不同程度的心理反应，表现为失眠、食欲下降，少数患者可出现头晕、头痛、心悸、血压升高或乏力，有些患者则表现出性格改变。
　　2. 护理目标　术前或某种特殊治疗前，患者焦虑程度减轻，睡眠、食欲、心率、血压趋于正常，头痛、头晕等症状消失。
　　3. 护理措施
　　（1）入院时热情接待，详细介绍医院环境、病房管理制度，合理安置床位，通知主管医生。
　　（2）同情理解患者，多沟通，鼓励患者诉说内心想法，判断焦虑的直接原因，有目标地进行护理。
　　（3）主动询问、观察患者入院后有无不适和要求，包括饮食、睡眠情况等，应及时提供帮助。紧张失眠者，可遵医嘱给予镇静药。
　　（4）指导患者掌握2～3种松弛法。
　　（5）患者接受各项检查时应对其做好解释。
　　（6）向患者讲解有关住院、诊断、治疗、手术效果等有关的医学知识，介绍成功病例，减轻患者焦虑情绪。

二、预感性悲哀的护理

　　1. 临床表现　病情严重，需要截肢或久治不愈的患者，可出现较强烈的心理反应，表现为沮丧、失望、忧伤，对周围事物过度敏感或漠不关心，对家人可表现出内疚或过分依赖，在与医护人员的配合中则表现出较强的自我意识等。此类患者的饮食、睡眠、语言及行为等均有不同程度的变化。
　　2. 护理目标　患者在术前表现出对治疗十分关注并能主动配合各项术前准备工作。
　　3. 护理措施
　　（1）鼓励患者表达不良情绪，评估不良情绪的直接原因，表示同情与理解。主动介绍有益于患者的护理和医疗信息。
　　（2）尽快帮助患者建立起家庭和社会的支持系统，明确各自角色的作用，做到各尽其职。

（3）注意观察患者的饮食、睡眠、排泄及情绪变化，发现问题及时解决。

（4）增加巡视次数，采取有效安全措施，避免不良事件发生。

三、特定知识缺乏的护理

1. 护理目标

（1）术前患者能主动进行各种训练，掌握床上排尿、咳痰及肌肉收缩运动的方法。

（2）吸烟者自觉戒烟。

2. 护理措施

（1）耐心、详细地说明有关训练的意义及不进行训练的危害。

（2）有计划地监督、指导患者训练。

（3）术前1~2天鼓励并指导患者练习床上排尿。

（4）对吸烟的患者，积极劝导戒烟，调动同室患者互相监督、管理的积极性。

第2节　周围血管疾病一般护理

周围血管疾病因血液循环受损，导致组织缺血，一般护理目的是改善血液循环、减少组织缺血及阻止其进一步发展，其次是解除疼痛、溃疡及坏疽等问题。护士应取得患者配合，与患者一起完成所有的护理措施，力求更好地控制病情和预防并发症。

一、组织灌注不足

1. 护理目标　增加组织灌注，减轻临床症状。

2. 护理措施　主要从促进侧支循环的建立、避免血管痉挛和保护患肢等方面着手。

1）促进侧支循环的建立：有计划、循序渐进地进行锻炼，增加肌肉的活动能促进侧支循环的建立和增加末梢组织的灌注。常采用行走锻炼和Buerger练习。根据重力作用安排合适的体位，也是一种重要而简单的促进末梢供血的方法。

2）戒烟与稳定情绪：尼古丁及咖啡因类饮料等均可使交感神经兴奋，引起血管痉挛。应鼓励患者戒烟，同时少饮或不饮含咖啡因类的饮料。

3）避免患肢受压：紧身衣物、双腿在膝部交叉坐位、腘窝下垫东西及过度屈髋等，都可能压迫血管，影响动脉供血，应尽量避免。

4）注意保暖：暴露在寒冷的空气中和直接接触冷物品等均可引起动脉收缩或痉挛，应保持居室温度适宜，避免接触冷水。寒冷季节外出时应注意保暖，避免肢体露在外面，衣裤及鞋袜要宽松、柔软。

5）保护患肢免受损伤：动脉供血不足的患肢，可能受轻微刺激即可发生经久不愈的溃疡，因此，应避免搔抓和用力擦洗患肢。已出现水疱、溃疡或坏疽者，应保持局部清洁，积极治疗。严重供血不足的患肢避免用热水洗浴，以免增加组织代谢，加重组织缺氧，使病情发展，症状加重。

6）饮食：动脉硬化性疾病或糖尿病患者应坚持低脂和低糖饮食。

二、静脉回流障碍

1. 护理目标　减轻患肢水肿。

2. 护理措施　为减少静脉淤滞，促进静脉回流，护理措施主要从以下方面着手。

1）体位：患肢应高于心脏水平，避免同一姿势站立过久；必须站立时，应间断屈伸患肢，借助肌肉泵的收缩作用促进静脉回流。

　　2）锻炼：适当进行平地行走锻炼，促进侧支循环的建立，改善静脉回流。

　　3）其他：久站或久坐的患者应使用弹力绷带或弹力袜。

三、疼　痛

　　1. 护理目标　疼痛减轻或缓解。

　　2. 护理措施　促进周围循环，增加组织灌注和静脉回流能有效减轻或缓解疼痛。此外，疼痛常发生在活动后，适当给予镇痛药物，可适当增加活动度，易得到患者的配合。同时结合非药物性镇痛疗法，如松弛、诱导及生物反馈等，可以增强镇痛药的效果，减少镇痛药物的量和使用次数。

四、潜在组织损伤

　　1. 护理目标　减少或减轻肢体和皮肤组织损伤。

　　2. 护理措施　由于组织灌注减少、组织营养不良等原因，血管疾病存在潜在损伤的问题。肢端最外层的皮肤组织最易受损，轻微损伤即可诱发、演化为长期不愈的溃疡。所以，在组织灌注减少的最初阶段就应开始积极、细致的预防性护理，尤其是下肢和足部。同时给予富含维生素 B、维生素 C 和高蛋白质饮食，以利于伤口愈合。若病情发展迅速，组织发生溃疡或坏疽时，应采取相应的护理措施。

五、自理缺陷

　　四肢血管疾病的患者因疼痛、溃疡、坏疽、肿胀等原因，生活自理能力受到影响，或因治疗需要，也限制了患者的活动。卧床初期，护士应主动加强床旁护理，协助进食、饮水、排便、清洁等，以满足患者的基本需要，消除其无助感。应对患者的自理意识、自理潜能、学习愿望及应激能力等进行全面评估，与患者及其家属共同制订出一套训练计划，充分调动患者的自理潜能，减少对他人的依赖，逐步克服自理缺陷的心理障碍。在实施计划过程中，护士应起到示范、协助、督促的作用，帮助患者建立新的自理模式。

六、足部护理

　　四肢血管疾病的患肢末梢组织长期营养不良，缺血，周围神经出现感觉异常，如麻木、刺痛、瘙痒、蚁行感等，缺血局部神经对冷、热失去正常的判断。糖尿病引发的周围神经病变症状更明显，且糖尿病引起的眼底视网膜病变及老年人视力减退和行动不便，也将加重上述症状，足部易发生溃疡、蜂窝织炎或坏疽等复杂难愈的并发症。

　　1）清洁：每天用温水清洗，彻底擦干，尤其对趾缝间。擦拭动作要轻柔，以免擦伤皮肤，造成溃疡。

　　2）皮肤滋润：应穿吸湿性好的棉袜和透气性较好的鞋。防止皮肤干燥，可涂含水护肤剂，避免使用含乙醇或香料的刺激性护肤品。

　　3）安全：应尽量避免外伤和末梢组织受压。要坚持平地行走练习；穿宽松舒适的鞋，避免光脚行走；夏季防止蚊虫叮咬，可用止痒剂，切勿用力抓挠；修剪趾甲适度，畸形变厚或糖尿病患者更应小心修剪；洗脚以温水适宜，防烫伤。不用热水袋或电热毯等直接接触病变局部；勿将病变局部暴露在冷空气或冷水中。

　　4）练习：恰当的体位和运动练习可促进血液循环和侧支循环建立。应坚持定时做 Allen-Buerger 运动：患者平卧床上，抬高双下肢45°以上，30～60秒，坚持至足部皮肤苍白，下肢的淤血疏通；然后患者坐起，双下肢下垂于床下，同时双足做内收、外展或屈伸踝关节的活动。活动时，幅度不宜过大、过快，直到患肢皮肤潮红或发紫，下垂时间一般为 2～3 分钟；然后患者平卧休息 1～3 分钟。重复以上运动。

5）足部皮肤检查：在采光良好的环境中，每日仔细观察并记录末梢皮肤有无红肿、水疱、胖胀或小破口；血管周围有无肿胀、红硬和疼痛。皮肤状况的检查和记录由护理人员、患者或其家属共同完成。

七、溃疡及坏疽

溃疡或坏疽发生后，应积极采取措施进行护理。首先，根据溃疡的部位、大小、深度、特点，有无分泌物或炎症表现等，判断是动脉性还是静脉性溃疡。然后，结合患者身体状况和有无糖尿病等，提出合理的护理方案，达到控制感染、促进肉芽组织生长并最终使溃疡愈合的目的。

1. 预防和控制感染　任何溃疡和坏疽都有潜在的感染问题，感染创面不易愈合，因此应预防和控制感染。

1）局部创面处理：保证溃疡创面充分引流和创面清洁。干性坏疽只用皮肤消毒液消毒，而后用无菌干敷料保护，以防继续感染。各种处理都应严格无菌操作。对全身抵抗力差者，可遵医嘱给予广谱抗生素，以防继发感染或控制感染。

2）保证病室环境、床单及患者皮肤清洁：溃疡创面周围的皮肤可用温水轻柔地清洗，而后用棉球擦干。

2. 促进肉芽生长，加速创口愈合　溃疡创面的愈合需要足够的血液供应，无感染和坏死，敷料湿润，透气性好，肉芽组织才会迅速生长。

1）局部创面处理：坏死组织不利于创口愈合，且易继发感染，应及时清除，也可利用纤维蛋白溶酶等制剂促进坏死组织分解。创面坏死组织被彻底清除后，可根据创面的性质选用适当的药物和敷料封闭创口。创面较深者，宜选用药物性敷料松软填塞，再充分引流，如水胶体、藻酸盐银离子敷料等。敷料更换不宜过勤，揭除敷料时勿损伤新生的肉芽组织。同时要注意局部是否有过敏反应。

2）改善局部循环：防止局部受压，卧床患者注意勤翻身，必要时可使用支具。根据患者的生活习惯调整饮食，应富含维生素和高蛋白。贫血者，可食用富含铁剂的食品，重者须输血治疗。

第 3 节　复合手术室护士工作管理

一、手术配合

1. 术前准备

1）术前访视：巡回护士于术前 1 天根据复合手术的特点对患者进行访视。应对以下情况进行核对：患者体内是否存在金属植入物，是否做过导管检查，是否有药物过敏史，是否对造影剂过敏。同时要仔细询问患者是否已经接受术者关于复合手术注意事项的告知。特别告知患者及家属术后需平卧 24 小时，术侧肢体制动 6 小时，避免剧烈运动。

2）手术室物品准备：除血管外科常规手术器械外，与术者沟通准备特殊的介入专用器材，如导管、导丝、球囊、支架等。

2. 术中巡回护士的配合　患者进入手术间后先建立第 1 条静脉通路，与术者沟通后避开穿刺部位再建立第 2 条静脉通路，配合麻醉。麻醉成功后，巡回护士协助手术医生安置患者体位。术中密切观察患者生命体征，出现异常情况时应立即向术者汇报，并遵医嘱及时处理。

3. 器械护士的配合 准备2辆器械车，一辆放置外科手术器械，另一辆放置所用介入耗材。术中尽量减少术野周围器械数量，并及时收回暂不使用的器械。术中进行造影及支架植入时应将手术台上不用的器械撤至器械车上，并及时清点缝针、纱布、纱垫等物品，将器械车放于指定位置；所用导管等耗材，注意耗材的管腔用肝素盐水冲洗后备用，导丝盘好放在治疗巾下以防弹开，各种导管均不能弯折，待支架植入后按外科手术的要求继续配合手术。

二、管 理

1. 严格执行术中查对制度

（1）对于高值耗材，护士应仔细核对耗材的种类和型号，并与台上医生再次确认后开封，避免不必要的浪费。留存器械条码，粘贴于指定处备查。

（2）为防止异物遗留体腔，应严格执行查对制度。打开手术器械包时，护士与台上医生共同清点物品的种类及数目；关闭体腔前后，再次核对物品的种类及数目，总数相符，患者方可离开手术室。

（3）术中执行医嘱有疑问或抢救中的口头医嘱必须与医生重复核对后方可执行，并及时在医嘱单上签名和记录执行时间。每台手术使用1个治疗盘，将术中所有使用的药物安瓿保留在治疗盘内，直至护送患者至病房交接。

2. 制订术中应急预案 并根据复合手术的特点，制订术中大出血及心搏骤停应急预案、交叉感染应急预案、防导管脱出堵塞应急预案和预防坠床及坠车应急预案；完善腹主动脉瘤腔内修复术、主动脉夹层腔内修复、支架植入术操作流程，以及术中大出血、心搏骤停等抢救操作流程。

3. 制订并明确各岗位职责 巡回护士要熟知术中的高危环节，避免出现责任及技术风险；熟知急救药品、物品、各种抢救仪器性能是否完好等；要有较强的风险意识，对手术环境中的不安全因素进行管理，降低环境风险。建立等级责任制急救小组，实施等级责任制管理。

4. 器械保管及抢救药品和设备的管理 腔内治疗所用的导管、导丝及各种器材由专人管理，各种导管、导丝、导管鞘及特殊器械应放置有序，便于拿取。抢救药品和器材做到四固定（定物、定数、定位、定期检查）。总之，复合手术室内必须备齐各种抢救药品和器材，并处于良好的备用状态。

第4节 医用弹力袜的使用

使用医用弹力袜是下肢静脉曲张及静脉血栓非手术治疗的有效方法。医用弹力袜在脚踝部建立最高压力，顺着腿部向上逐渐递减，防止深静脉血液经交通支反流入浅静脉，促使静脉血液回流心脏，防止下肢静脉淤血，保持良好循环，可使患肢沉重、肿胀、疼痛等症状减轻或消失，并可促进静脉溃疡的愈合。弹力袜常用于预防深静脉血栓形成（deep venous thrombosis，DVT）。为了保证患者的治疗效果，护士应知道如何使用弹力袜及为什么要使用弹力袜。

一、使用弹力袜前的护理

1. 选择合适尺寸及压力的弹力袜 使用弹力袜时，首先要掌握患者使用弹力袜的强度和长度。弹力袜有低中高3种压力、2种基本长度和27种不同大小的规格。

弹力袜根据压力的大小，有低压预防型（2.4kPa）、一级中压治疗型（2.7～4.0kPa）、二级高压治疗型（4.0～5.3kPa）和三级高压治疗型（5.3～6.6kPa）。低压预防型常用于卧床患者、静脉曲张及血栓高发人群的日常保健预防；一级中压治疗型适合浅静脉曲张、血栓的治疗与预防；二级和三级高压治疗型适用于大小隐静脉剥脱术后、静脉曲张硬化治疗后、下肢深静脉血栓形成后综合征、严重的下肢静脉曲张等。

弹力袜有 2 种基本长度：膝长型和腿长型。膝长型至膝下 3.3cm，腿长型至腹股沟下 3.3cm。短袜根据需要易调节且舒适。但如大隐静脉剥脱术后患者、大腿周径大于 65cm 的患者，应使用长袜。

准确测量两腿周径以便决定使用大小合适的弹力袜，如果必要，在腿上做好标记提供参考点，记录好评估资料以便将来使用。使用膝长型的短袜，应测量两个地方的周径，踝部最窄处（踝骨以上约 2.5cm）和小腿最粗处，再测膝盖下到足跟以上的距离；使用腿长型的长袜，采取同样的步骤，测量大腿最粗处和足跟以上到臀部的距离。如果患者状况或腿部大小有变化，则需要再次测量以保证弹力袜舒适合体，如水肿患者至少需要每日测量 1 次，观察是否需要大一点的弹力袜。一般腿部直径增加 5cm，弹力袜的压力应增加 2 倍。

2. 对患者使用弹力袜的评估

护士应详细询问患者的病史、全身状况，并仔细检查患肢，了解患肢的压力点、易脆处、有无开放性切口、皮疹等，以便评估可否使用弹力袜，使用中如何护理。

1）适应证：医用弹力袜可用于不能以主动治疗为终末治疗的下肢水肿患者；深静脉栓塞后水肿、下肢淋巴水肿、下肢静脉水肿、下肢静脉术后患者；预防下肢深静脉血栓等。

2）禁忌证：第三阶段的动脉功能不全患者绝对禁止使用弹力袜，因为压力过高会阻断动脉血液供应，由于弹力袜压迫皮下组织的表浅血管，对已经缺血的下肢会有严重的危害，所以有严重动脉血管病患者和腿水肿的肥胖患者禁止使用。

3）注意事项：护士应仔细询问并检查患者下肢有无感染及皮下组织炎症，皮肤疾患如湿疹、真菌感染、静脉溃疡应在完全治愈后使用。

3. 有过敏史患者弹力袜的选择　尽管弹力袜的过敏反应低，但一些产品中含有乳胶和其他过敏物质有可能造成过敏。所以，应根据弹力袜的制成原料及患者的过敏史选择适合患者的弹力袜。

二、穿脱弹力袜的正确方法

（1）准备穿弹力袜时，注意使患者的腿部保持干燥，必要时可涂少量滑石粉。将弹力袜从袜口卷到足趾处，手掌撑开弹力袜，然后以蹈指为导引向上拉起弹力袜，穿着时抚平皱褶，可轻轻牵拉弹力袜的脚尖部分，以保持脚趾良好的活动性。

（2）休息时可将弹力袜脱下，一般不穿着睡觉。

（3）修剪指甲，预防足跟皮肤皲裂，避免刮伤弹力袜；弹力袜不能与酸、碱等化学制品接触，避免损坏弹力袜。

三、治疗期间的护理

（1）记录弹力袜的长度和大小，应用日期和时间，治疗前腿部状况，如记录腿围和评估水肿程度。

（2）检查弹力袜的突出或歪曲部分，这些有可能引起止血效应。如果有骨突起或残疾需要支持，可用合适软垫，观察、预防并发症的发生。

（3）记录腿部的肤温、肤色、感觉、湿度和患者的运动能力，以及对治疗的忍耐度，发现异常及时报告医生。

（4）做好患肢的皮肤护理，保证穿着舒适和治疗效果。非手术治疗的下肢静脉曲张患者应长期坚持使用弹力袜；深静脉血栓急性期过后的患者，使用 3 个月以上或更长时间，才能保护浅静脉和交通静脉瓣膜的功能，减轻或消除其症状。

医用弹力袜在周围血管疾病的治疗中起到药物和手术起不到的作用，已广泛应用于临床，需要经验丰富的护士进行指导和评估，以防止使用弹力袜的患者遇到不必要的麻烦。

第5节 肢体循环驱动泵的使用

气压式肢体血液循环驱动泵通过由远心端至近心端依次充气过程，将淤积的淋巴液推回血液循环中，加速肢体静脉血流速度，消除水肿；促进淤血静脉排空及肢体动脉灌注，预防凝血因子的聚集及对血管内膜的黏附，防止血栓形成。此仪器能增加纤溶系统的活性，无论正常人或有静脉血栓的患者，使用后即能刺激内源性纤维蛋白溶解活性；加速新陈代谢，改善病变部位的血液循环，提高人体体温。

一、适应证

（1）原发性、继发性淋巴水肿。
（2）妊娠妇女水肿。
（3）乳癌术后的上肢水肿、子宫癌术后的肿胀。
（4）外伤、骨折合并的水肿。
（5）静脉功能不全，预防静脉曲张、深静脉血栓。
（6）手脚麻木，末梢血液循环障碍，增加新陈代谢。
（7）糖尿病足，增加下肢缺血性疾病的血流灌注。

二、禁忌证

（1）急性下肢深静脉血栓，血栓脱落风险较大者。
（2）严重的动脉粥样硬化和其他缺血性疾病。
（3）严重的充血性心力衰竭或增加血流量会造成心脏损伤的患者。
（4）任何由于患者自身原因，使用后可能加重损伤的患者，如坏疽、腿部伤口、新的皮肤移植等。

三、注意事项

（1）使用时注意观察足趾、末梢循环。
（2）治疗压力为5.33kPa（40mmHg），观察驱动袋充盈情况。
（3）询问患者如有不适，可暂停调整后继续使用。
（4）因血液循环驱动泵可改变患者下肢血流分布，对血流动力学不稳定的患者要慎用。
（5）对局部皮肤有破损者在使用前要给予保护措施。
（6）对昏迷、应用镇静药、不能主动活动双下肢的患者，在应用过程中要注意保持肢体处于功能位。
（7）结合肢体功能锻炼进行血液循环驱动泵应用效果更佳。

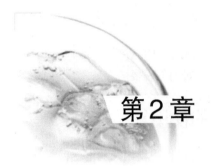

第2章

动脉血管疾病护理

第1节 颈部血管疾病

一、颈动脉狭窄

（一）疾病概念

颈动脉狭窄指颈动脉系统，主要包括颈总动脉、颈内动脉或颈外动脉出现的单节段或多部位的血管管腔狭窄甚至闭塞的一类疾病。其主要病因是动脉粥样硬化，约占90%，其他包括大动脉炎、纤维肌性发育不良、外伤、动脉扭转、肿瘤、动脉或动脉周围炎等。该病多发生于颈总动脉分叉和颈内动脉起始段，颅外段颈动脉狭窄是缺血性脑血管病的主要病因之一。

（二）临床表现

临床上根据颈动脉狭窄是否引发脑缺血症状，可分为有症状性和无症状性两大类。

1. 有症状性

1）脑部缺血症状：可有耳鸣、眩晕、黑矇、视物模糊、头晕、头痛、失眠、记忆力减退、嗜睡、多梦等症状。眼部缺血表现为视力下降、偏盲、复视等。

2）短暂性脑缺血发作（transient ischemic attack，TIA）：临床表现为一侧肢体感觉或运动功能短暂障碍，一过性单眼失明或失语等，一般仅持续数分钟，发病后24小时内完全恢复。影像学检查无局灶性病变。

3）脑卒中：常见临床症状有一侧肢体感觉障碍、偏瘫、失语、脑神经损伤，严重者出现昏迷等，并具有相应的神经系统体征和影像学特征。

2. 无症状性

临床上无任何神经系统症状和体征。有时仅在体检时发现颈动脉搏动减弱或消失，颈根部或颈动脉行经处闻及血管杂音。

（三）治疗原则

颈动脉狭窄的治疗包括内科治疗、外科治疗和介入治疗。

1. 内科非手术治疗　采用降压、降脂、戒烟戒酒、适度锻炼等治疗，仅能延缓颈动脉狭窄程度进展，不能从根本上消除颈动脉狭窄、闭塞。

2. 外科手术治疗　标准的手术方式为颈动脉内膜斑块切除术（carotid endarterectomy，CEA），目的是保证脑部供血，预防TIA发作，预防脑卒中发生。

3. 腔内介入治疗　主要包括经皮颈动脉腔内血管成形术和颈动脉支架植入术。

（四）CEA护理措施

1. 术前观察及护理要点

1）心理护理：由于对TIA或脑卒中的恐惧，颈部血管手术风险较高，患者精神压力很大，易产生焦虑、恐惧的心理，甚至对手术失去信心。因此，需要加强医-护-患之间的充分沟通，使其明确手术的必要性及术前的充分准备，会使手术比较安全，以便患者及其家属减轻思想顾虑，积极配合。

2）病情观察：对于无症状的患者应及时发现病情变化，高度重视患者的主诉，如出现眼前黑矇或一过性视物不清，突然出现口眼歪斜、说话不清、一侧肢体乏力或活动不灵等，要考虑脑部缺血的存在，及时报告医生。对于频繁发作的 TIA 患者，应严密观察病情变化。监测血液黏稠度、凝血功能指标，预防术后脑部血栓形成及防止术后脑血管出血。

3）药物护理：严密监测血压，应用血管活性药物、抗心律失常等药物时要观察和防止突发的致命性心律失常，观察患者皮肤、黏膜，防止出血。颈动脉内膜斑块切除术前无须停用阿司匹林，以减少术中 TIA 及心肌梗死的可能，但一般会建议停用硫酸氢氯吡格雷片 1 周，以便减少术中渗血。术前需常规服用降压、降糖药物者可在术日晨，常规口服药物。

4）饮食护理：全身麻醉术前 12 小时禁食，8 小时禁水。

2. 术后观察及护理要点

1）病情观察：

（1）严密监测生命体征。观察患者意识，监测患者有创或无创血压、心率、呼吸、血氧饱和度。术后将血压控制在比术前水平低 10%～15%。全身麻醉插管引起呼吸道黏膜损伤，术后出现咽部疼痛，因担心切口出血，患者不敢用力咳嗽，呼吸道分泌物不能及时有效地排出，出现吸气性呼吸困难，给予持续吸氧，血氧饱和度维持在 95% 以上。鼓励患者咳痰，翻身叩背，必要时给予超声雾化吸入，及时清理呼吸道分泌物。

（2）手术切口的护理。护士应密切观察患者颈部有无肿胀、呼吸困难、发绀及切口渗出情况。密切观察引流液的颜色、性质和量，保持切口敷料清洁干燥，保持高负压引流瓶引流通畅。由于颈部血运丰富，加上术中术后抗凝及抗血小板药物的使用，容易引起伤口渗血，一旦发生皮下血肿可压迫气道，引起患者呼吸困难，可于床旁紧急拆除切口缝线，解除血肿压迫。必要时及时行气管插管，保持气道通畅。切口局部疼痛加重或吞咽困难是血肿发生的早期标志，应及时处理。

（3）体位护理。术后取去枕平卧位，头偏向患侧，保持呼吸道通畅，防止颈部过度活动引起血管扭曲、牵拉及吻合口出血。给予床头抬高 30°，预防脑灌注过度。手术次日鼓励患者尽早下床活动，可减少坠积性肺炎的发生及下肢深静脉血栓的形成。

（4）引流管的护理。观察引流液的颜色、性质和量，保持引流管通畅，保证引流瓶的持续负压状态，避免打折、脱出。术日引流量大于 100ml，应及时报告医生。引流管一般在术后 24～48 小时拔除。

（5）做好神经系统的评估。观察患者有无头痛、恶心、呕吐、亢奋的症状，遵医嘱静脉给予甘露醇降颅压。控制血压在相对正常水平。观察伸舌是否居中，有无出现头晕、视物模糊等症状。观察患者术后肢体肌力的变化，并进行评级。

2）药物护理：为防止颈动脉急性血栓形成，术后常规口服阿司匹林、硫酸氢氯吡格雷片，应用抗凝药物期间严密观察患者有无牙龈出血、全身出血或瘀斑，有无切口渗血，一旦发现上述症状，立即报告医生调整用药量或停药。为防止术后颅内压增高及脑水肿，遵医嘱静脉滴入 20% 甘露醇溶液。

3）饮食护理：术后 6～8 小时患者全身麻醉清醒后，可以喂少许温开水，观察患者有无饮水呛咳、吞咽困难。术后第 2 天给予流食，逐步过渡到半流食，进食低脂、高蛋白、营养丰富易消化饮食，多食新鲜水果和蔬菜，保持排便通畅。

3. 并发症的观察与护理

1）脑灌注过度综合征：因为颅内血管长期处于低灌注状态，颈动脉内膜斑块切除术后或支架释放后血流量突然增加，颅内组织供血改善时，脑血管无法承受大量血液的灌注，可表现为头痛、头晕、恶心、呕吐、视盘水肿、意识障碍等。出现上述情况应及时告知医生并密切观察血压变化及时控制血压，情况紧急时可快速静脉滴注甘露醇降低颅内压。

2）急性脑梗死：原因为术中血流阻断时间长，低血压及粥样硬化斑块脱落，随血流漂向远端并阻塞相应颅内血管，引起脑梗死；术后密切观察患者意识、瞳孔、言语及肢体活动情况，遵医嘱严格抗凝药物的使用，出现异常及时向医生报告。

3）神经损伤：由于颈动脉周围神经组织丰富，包括迷走神经、舌下神经、吞咽神经、喉返神经和喉上神经等，手术可能引起神经损伤。如患者术后出现声音嘶哑，提示可能喉返神经损伤；同时，因全身麻醉术中气管插管，局部刺激致咽喉部水肿和损伤也可引起声音嘶哑，通常此类情况恢复较快。

（五）出院指导

1）生活指导：生活规律，保证睡眠。保持情绪稳定，戒烟戒酒。因为烟中含有尼古丁可使动脉与氧的结合力减弱，血黏稠度增加，容易导致血栓形成；尼古丁还可以间接导致血管痉挛，诱发脑血管痉挛，从而引起脑卒中的发生。

2）饮食指导：嘱患者进食低盐、低脂及富含维生素的食物，保持排便通畅。

3）药物指导：出院后遵医嘱长期应用抗凝或抗血小板药物，用药期间定期复查凝血功能，以便调整药量，并教会患者自我观察有无出血倾向的方法。养成良好的生活习惯：戒烟戒酒，合理饮食，劳逸结合。

4）定期随访：嘱患者术后 1、3、6 个月和以后每 6 个月门诊随访，随访内容包括有无再次发作缺血性事件、彩超测量颈动脉管径和评估再狭窄程度等。若出现脑血管病的发病先兆如头晕、头痛、视物障碍等不适，及时就诊。

（六）病例分析

患者，女，60 岁。20 天前出现行走时向左侧偏斜，次日晨起时感觉左侧肢体无力，伴言语不利，以"右侧颈动脉狭窄（70%～90%）"为诊断入院。入院时查体：左侧肢体肌力Ⅳ级，右侧肢体肌力正常，言语含糊，口角歪向左侧。患者既往有高血压病史 20 余年，糖尿病 10 年，脑梗死病史。

手术方式：右侧颈动脉内膜斑块切除术（图 2-1 至图 2-4）。

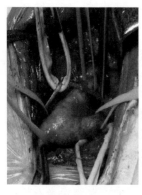 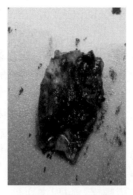 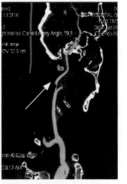

图 2-1　颈动脉　　　图 2-2　斑块　　　图 2-3　术前 CTA（箭示）　图 2-4　术后 CTA（箭示）

临床护理问题解析：

该患者术后第 2 天出现饮水及吞咽困难，应如何指导患者饮食？

（1）报告医生是否有神经损伤的可能，并给予患者及家属合理解释，及时给予合适药物治疗。

（2）饮水呛咳的注意事项，包括①不能使用吸水管，因为吸水管饮水需要比较复杂的口腔功能；②如果用杯子饮水，杯中的水至少应保留半杯，因为水过少时患者需要低头饮水的体位会增加误吸的危险。③患者饮水时应协助其头偏向一侧，防止误吸入气管。

（3）吞咽障碍的注意事项，包括①给予半坐卧位，呈30°～50°，不能坐卧位时可给予健侧卧位；②选择软质、半流或糊状的黏稠食物；③少量多餐，每次进食量为300ml；④如有食物滞留口内，要用舌的运动将食物后送以利吞咽；⑤提供充足的进餐时间，进食后保持原体位30分钟。

二、颈动脉体瘤

（一）疾病概念

颈动脉体瘤（carotid body tumor，CBT）也称为颈动脉体副神经节瘤，是临床上一种散发、少见的化学感受器肿瘤。本病多位于颈动脉三角，发病率为0.012%，多属良性，也发现有恶性病例。

（二）临床表现

临床表现为无痛性颈部肿块，肿块增大可压迫神经、喉、气管、食管等，导致出现脑神经瘫痪、吞咽困难、呼吸困难等。偶尔有疼痛并放射到同侧头部及肩部。

（三）治疗原则

1. 手术治疗　是首选治疗方法。

2. 非手术治疗　适用于有严重心、脑、肺、肾等脏器疾病，不能耐受手术和麻醉者，对侧颈动脉闭塞或血管造影显示颅内交通支动脉完全闭塞者，或年龄大者。

（四）护理措施

1. 术前观察及护理要点

1）心理护理：由于颈部血管神经丰富，增加了手术的难度及危险，脑神经损伤发生率为20%～40%，故应充分做好患者的心理护理。针对患者不同的心理状态，对他们提出的问题耐心解释，并介绍成功病例，使患者了解本病特点及术前术后注意事项，从而解除患者对手术的恐惧和顾虑，积极配合治疗和护理，以最佳的心理状态接受手术治疗。

2）病情观察：护士全面评估患者，了解肿块发现时间、部位、大小及生长速度，局部有无疼痛，有无吞咽困难、声音嘶哑、伸舌偏移、上眼睑下垂等神经压迫症状；观察有无头晕、耳鸣、视物模糊、晕厥等脑供血不足症状；做好相应的风险评估，告知患者及家属其存在的风险并采取相应的措施。

3）饮食护理：全身麻醉术前12小时禁食，8小时禁水。

4）术前准备：做好全身麻醉的术前准备，如备皮、备血、留置尿管，保护好病变局部，加强营养，预防感冒。合并高血压的患者于术日晨起正常口服降压药物。

2. 术后观察及护理要点

1）病情观察：

（1）严密监测生命体征。术后给予心电监护，严密观察患者意识、体温、脉搏、呼吸、血压及血氧饱和度等数值，常规给予低流量氧气吸入，观察呼吸是否平稳，频率是否正常，呼吸道是否通畅。由于手术创伤，颈部组织水肿影响呼吸道的通畅，床旁应备气管切开包，密切观察血氧饱和度等的变化，必要时行气管切开。

（2）切口出血观察。密切观察切口渗血及引流管引流情况，切口出血或引流管引流不畅易造成局部血肿，可压迫气管引起呼吸困难，故渗血较多时应更换敷料，发现活动性出血时立即通知医生处理。

（3）引流管的护理。负压引流管应妥善固定并保持通畅，防止脱出、打折，观察引流液的颜色、性质和量。24小时内负压引流液量一般为10～100ml，颜色为暗红色，若引流量突然或持续增多、颈部肿胀、患者有紧缩感或呼吸不畅，应立即告知医生检查伤口，排除是否有活动性出血。

（4）体位护理。全身麻醉术后给予去枕平卧位休息，床头抬高20°～30°，头偏向患侧，避免吻合口裂开和活动性出血。

2）药物护理：术后常规应用营养神经类药物及改善循环类药物。有血管吻合者可应用抗凝药物。

3）饮食护理：术后常规禁食、水，6小时后无恶心、呕吐情况可协助患者少量饮水，饮水无呛咳情况下可进流食，逐步过渡至普食。

3. 并发症的观察与护理

1）神经损伤：是颈动脉瘤术后最常见的并发症，注意观察患者有无声音嘶哑、音调低钝、进食呛咳、吞咽困难、误咽、鼓腮漏气、说话费力等表现，出现以上情况应保持呼吸道通畅，防止发生误吸，床头备气管切开包。根据患者吞咽困难的程度，饮食上给予进食半流食或稠质食物，甚至鼻饲流质饮食，遵医嘱给予营养神经药物。

2）脑梗死：术中术后均有发生脑梗死可能，出现脑梗死的原因主要有以下几方面：①由于术中阻断颈动脉时间较长而引起脑细胞缺氧所致，患者颅内的Willis环未很好建立；②脑动脉栓塞或血栓形成是引起脑梗死最常见的原因，当术中阻断颈动脉后，脑动脉血流减慢或脑动脉痉挛易形成血栓。术后应密切观察患者有无头痛、呕吐、嗜睡、视力改变、呼吸浅慢、情绪烦躁、肢张力减弱、失语及脑神经损伤症状，如发现则立即通知医生处理，必要时行MRI检查。

3）出血：是颈动脉体瘤切除术后致命的并发症，若术侧出血压迫气道将导致呼吸困难，甚至窒息危及生命。为了避免窒息的发生，挽救患者生命，床旁可备气管切开包，一旦发现血肿压迫气道，进行紧急床旁伤口切开引流，必要时进行气管切开。

（五）出院指导

1）生活指导：保证充足的睡眠，生活有节律，避免劳累。进行必要的体育锻炼，以增强体质，促进血液循环，同时也可防止下肢血栓的形成。季节变化时注意增减衣物，预防上呼吸道感染。

2）饮食指导：禁忌烟酒及辛辣食物，多吃水果、蔬菜，低盐、低脂饮食。

3）用药指导：为了预防远期并发缺血性卒中，嘱患者出院后按时服用小剂量阿司匹林和甲钴胺片。

4）定期随访：按时复诊，出院后1个月、3个月、6个月、1年来院复诊。

（六）病例分析

患者，男，66岁。1个月前无明显诱因发现左侧颈部肿块伴左侧面部肿胀，收入院。CT示左侧颈总动脉分叉处可见一不规则肿块影，大小约47.1mm×35.9mm×49.8mm。诊断为"三型颈动脉体瘤"，第一次行"左侧颈动脉造影＋颈外动脉栓塞＋颈内动脉支架植入术"（图2-5）；第二次行"颈动脉体瘤切除术"（图2-6）。

临床护理问题解析：

该患者若发现颈部血肿需要抢救时应如何做？

（1）一旦发现患者烦躁不安、面色苍白、呼吸困难、氧饱和度及血压下降，立即通知医生，让患者侧卧位，头偏向一侧，清除口腔、咽部分泌物，开放气道，高流量吸氧，立即通知麻醉科医生给予气管插管，床旁备气管切开包、吸引装置；打开床旁气管切开包，床边行颈部伤口切开减压，必要时配合医生行气管切开、气管插管。

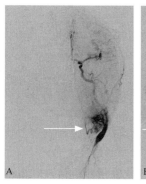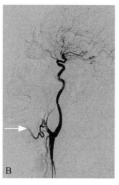

图 2-5 颈内动脉小支架植入术（箭示）（A、B）

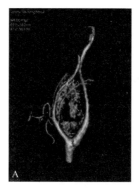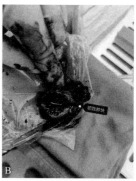

图 2-6 颈动脉体瘤切除术（A、B）

（2）遵医嘱给药，密切监测生命体征变化，尤其血氧饱和度、呼吸、面色。

（3）做好抢救记录。

三、锁骨下动脉狭窄

（一）疾病概念

锁骨下动脉狭窄又称为锁骨下动脉窃血综合征，指由于锁骨下动脉狭窄或阻塞，造成患侧上肢处于缺血状态，严重时可由于虹吸作用导致健侧椎动脉反流，窃取脑血流以供应患肢上侧，从而引起椎 - 基动脉系统的脑供血不足。本病左侧发病率高于右侧。

（二）临床表现

1）椎 - 基底动脉缺血症状 肢体感觉和运动障碍、口部麻木、吞咽困难、发音障碍，伴有眩晕、眼花、黑矇、视物模糊、复视、听力丧失等，常反复发作。

2）上肢动脉缺血症状 患肢乏力、易倦、疼痛、苍白、发凉等症状，活动后加重。患侧桡动脉搏动减弱或消失，收缩期血压较对侧降低≥20mmHg。

（三）治疗原则

1）血管腔内治疗：经皮穿刺输送球囊导管至锁骨下动脉狭窄或闭塞处，扩张球囊重建动脉管腔，并可行支架植入防止弹性回缩。本法目前已成为锁骨下动脉狭窄的首选治疗方法。

2）外科手术治疗：解剖外旁路重建术包括颈总动脉 - 锁骨下动脉、锁骨下动脉 - 锁骨下动脉、腋动脉 - 腋动脉旁路转流术等。

（四）护理措施

1. 术前观察及护理要点

1）心理护理：由于患者和家属往往对支架植入术缺乏基本的了解及担心手术费用高等情况，容易产生紧张、焦虑的情绪。因此，术前应通过多种形式讲解支架植入术的必要性、基本过程及成功案例等，消除患者和家属的顾虑，取得患者和家属的配合。

2）休息与体位指导：指导患者卧床休息，避免患侧肢体剧烈活动而导致脑缺血症状。

3）病情观察：观察患者双侧桡动脉搏动情况，监测双上肢血压并记录，血压以健侧或血压较高侧为准。本病患者存在大脑后循环缺血症状，住院期间容易发生跌倒、坠床事件，患者活动时应有家属或护士陪伴。及时倾听患者主诉，若有头晕症状，及时协助其卧床休息。

4）药物护理：遵医嘱给予抗血小板聚集、活血化瘀、保护胃黏膜等药物，告知患者用药注意事项及不良反应。按时服用降压、降脂药物，使血压、血脂控制在理想状态。

5）饮食护理：指导患者进低脂、低胆固醇饮食。

2. 术后观察及护理要点

1）病情观察：

（1）严密监测生命体征。给予心电监护，尤其注意评估患者有无头晕等神经症状，记录双侧上肢血压变化并与术前的测量相对比。锁骨下动脉支架植入术后通常不会引起健侧血压显著变化，而会使患侧的血压恢复到与健侧基本一致，因此术后一般将血压维持在术前健侧基础水平即可。

（2）穿刺部位及手术切口的护理。由于术前、术后使用抗凝药物，穿刺部位或手术切口处易出血，因此，除绷带加压包扎外，应指导患者穿刺侧肢体制动。

（3）引流管的护理。行旁路转流术后，应保持引流管通畅，避免扭曲、脱落，注意观察引流液的颜色、性质及量。观察患者术后引流量有无突然增多或引流管周围是否出现大面积血肿，如有异常应立即告知医生及时处理。

（4）体位护理。腔内治疗术后指导患者平卧位休息，穿刺侧肢体制动6～8小时，平卧24小时。外科术后患者取去枕平卧位休息，头偏向一侧，以防呕吐物进入气道造成窒息。

2）药物护理：由于患者采用阿司匹林、硫酸氢氯吡格雷片双抗治疗，加上术中全身肝素化，术后还需要注意患者有无皮肤、黏膜出血，血尿、黑粪等情况及穿刺点有无渗血。如有应及时调整药物用量并予以止血处理。

3）饮食护理：行腔内血管治疗术后，指导患者进食清淡易消化饮食，多吃蔬菜和水果。术后当天应指导患者多饮水，以加速造影剂的排泄，预防造影剂肾病。行外科术后，指导患者术后禁食水6～8小时后进食流食，逐渐过渡到半流食、软食，多食新鲜水果、蔬菜等，保持排便通畅。

3. 并发症的观察与护理

1）股动脉穿刺处局部血肿：多是由于术前及术中大量应用抗凝药、压迫止血方法不当、穿刺侧肢体早活动或不适当活动、高血压、糖尿病等因素导致穿刺局部血肿。护理上应密切观察局部血肿是否增大，有无硬结、红肿、感染等征象。

2）血栓形成或栓塞：栓子脱落进入椎动脉或右侧颈总动脉及血管内支架使椎动脉发生闭塞，应密切观察足背动脉搏动是否减弱或消失，皮肤色泽是否苍白及温度是否下降，穿刺侧下肢有无疼痛和感觉障碍。血栓形成多在术后1～3小时出现症状，所以术后应严密观察足背动脉搏动情况。绷带拆除后鼓励患者下床活动，以免发生静脉血栓。

3）过度灌注综合征：本病的发生是由于锁骨下动脉狭窄，上肢远端供血靠窃取椎动脉的反向血流，当狭窄解除后，血流恢复进入脑内，此时由于脑血管自动调节功能不足，可引起脑过度灌注，导致脑组织水肿和出血，临床较少见。严密观察生命体征及意识、瞳孔、四肢肌力的变化，当患者出现头痛、血压升高、意识变化、瞳孔异常，及时通知医生。高血压者及时控制血压。

4）支架内再狭窄：是支架植入术后最常见且最严重的并发症，术后遵医嘱使用抗凝、抗血小板聚集、扩血管药物。同时，倡导健康的生活方式，以预防支架内血栓形成造成的支架内再狭窄。

（五）出院指导

1）生活指导：养成良好的生活习惯，劳逸结合。嘱戒烟酒，防止烟草中的尼古丁吸收后刺激小血管引起血管痉挛，产生缺血。教会患者及家属测量血压、脉搏的方法，比较左、右两侧血压结果。

2）饮食指导：低盐、低脂清淡饮食。

3）用药指导：告知患者术后使用抗血小板药物对预防再狭窄的重要性，建议长期口服治疗量阿司匹林，每天口服硫酸氢氯吡格雷片75mg，至少服用3个月，不得自行减量或停药。教会患者自我观察有无出血倾向，如牙龈或鼻出血，皮肤有无瘀点、瘀斑等，有上述症状及时就医。

4）定期随访：出院 1 个月、3 个月、6 个月、1 年门诊复查病情和支架情况。

（六）病例分析

患者，男，52 岁。半年前出现左上肢上举时无力，伴头晕，加重 1 个月。门诊以"左锁骨下动脉狭窄"诊断收入院。入院时查体：左侧桡动脉搏动较对侧弱，左上肢血压 90/50mmHg，右上肢血压 135/80mmHg。CT 结果回示：左锁骨下动脉闭塞。

手术方式：锁骨下动脉造影＋球囊扩张成形术＋支架植入术（图 2-7）。

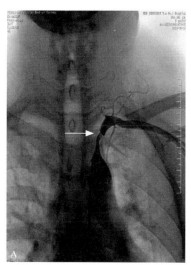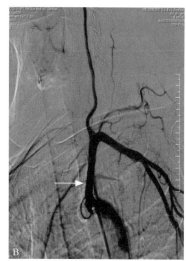

图 2-7　锁骨下动脉支架植入术（箭示）
A. 术前；B. 术后

临床护理问题解析：

该患者术后感觉锁骨下略疼痛、不适，作为责任护士应如何护理？

耐心向患者解释锁骨下动脉狭窄所选用的内支架均为球扩式支架，不易移位，弹性好，在人体正常体温时充分膨胀，使狭窄血管开通。患者感觉狭窄部位有不适和疼痛，一般不需要处理，但同时要告知医生，警惕有无锁骨下动脉夹层、支架周围假性动脉瘤或肢体远端栓塞等，必要时行彩超检查。

第 2 节　主动脉疾病

一、主动脉夹层

（一）疾病概念

1. **主动脉夹层**（dissection of aorta）

主动脉夹层指由于各种原因引起主动脉内膜撕裂，主动脉腔内血液从内膜撕裂口进入主动脉壁中膜 - 外膜交界处，使中膜与外膜分离，并沿主动脉长轴方向扩展，形成主动脉壁的两层分离状态，造成主动脉管腔呈真、假两腔的病理改变。本病的发生常与高血压、主动脉粥样硬化、遗传性结缔组织变性、先天性心血管疾病、妊娠、严重外伤等有关。

2. 分型

1）按 Debakey 分型：分为 3 型。Ⅰ型：内膜破口位于升主动脉，扩展范围超越主动脉弓，直至腹主动脉。Ⅱ型：内膜破口位于升主动脉，扩展范围局限于升主动脉或主动脉弓。Ⅲ型：内膜破口位于降主动脉峡部，扩展范围累及降主动脉和（或）腹主动脉。

2）按 Stanford 分型：分为 2 型。凡升主动脉受累者为 A 型（Debakey Ⅰ型和 Debakey Ⅱ型），又称为近端型。凡病变始于降主动脉者为 B 型（相当于 Debakey Ⅲ型），又称为远端型。

（二）临床表现

1）疼痛：85% 以上的患者急性期可出现典型的突发剧烈的胸背部撕裂样或刀割样疼痛。累及的部位不同，疼痛的部位亦不同，可以延至腹部、下肢、臂及颈部。

2）休克：有近半数患者因剧痛而出现休克症状，如焦虑不安、大汗淋漓、面色苍白、皮肤湿冷、心率加快等。

3）破裂表现：主动脉夹层最常见的死亡原因是主动脉管腔破裂，破口常位于升主动脉且在内膜撕裂处附近，最常引起心脏压塞症状，破裂后可出现心搏骤停或失血性休克表现，如面色苍白、四肢湿冷、大汗淋漓、极度烦躁及血压下降。

4）其他：主动脉夹层压迫邻近器官或主动脉分支受累症状：①循环系统。主动脉瓣关闭不全是 Stanford A 型主动脉夹层的重要特征。主动脉夹层常累及左锁骨下动脉，因此可出现两上肢血压明显差异，受累侧上肢因缺血而出现无力、疼痛、苍白、发凉等。此外，一侧脉搏减弱或消失，上、下肢脉压差变小都提示动脉压迫阻塞。若夹层累及股动脉，受累下肢因缺血可出现无力、疼痛、苍白、发凉及间歇性跛行等病变；②主动脉夹层累及颈动脉，可引起脑血供不足，可出现头晕、晕厥，甚至昏迷；③消化系统。夹层血肿病变压迫食管、纵隔、迷走神经可引起吞咽困难，破入食管可引起大量呕血，死亡率几乎 100%；④呼吸系统。夹层血肿压迫支气管可导致支气管痉挛，出现气促、呼吸困难。夹层破裂出血进入胸腔，可引起胸腔积血，一般多见于左侧，可引起胸痛、呼吸困难、咳嗽或咯血等表现。

（三）治疗原则

1. 非手术治疗

1）镇痛：疼痛严重者可给予吗啡类药物镇痛，并镇静、制动，密切监测生命体征、心电图、尿量等。

2）控制血压和心率：联合应用 β 受体阻断剂和血管扩张药，以降低血管阻力、血管壁张力和心室收缩力，减低左心室收缩率，收缩压控制在 100～120mmHg、心率在 60～80 次 / 分，以防止病变扩展。

3）通气、补充血容量：严重血流动力学不稳定患者应给予氧气吸入，建立静脉通路并补充血容量。

2. 腔内治疗　覆膜支架腔内隔绝术被认为是治疗 B 型主动脉夹层首选的手术方法。其优点主要有创伤小、出血少、恢复快，死亡率低，尤其适用于高龄及全身情况差无法耐受传统手术者。

3. 外科手术治疗　外科手术治疗旨在切除内膜撕裂口，避免夹层破裂引起大出血，重建由于内膜片或假腔引起血管阻塞区域血流状况。外科手术治疗方法可分为单纯主动脉根部置换、半弓置换、全弓置换，以及全弓置换＋象鼻支架技术等，是 A 型主动脉夹层主要的治疗方法。

（四）护理措施

1. 术前观察及护理要点

1）心理护理：剧烈的疼痛使患者存在恐惧心理，应向患者及其家属正确解释、沟通，以缓解恐惧心理，使患者平稳情绪，接受治疗。

2）饮食护理：急性期禁食、水，为急诊手术做准备。病情平稳后，对于观察或择期手术患者，建议以清淡、易消化、富含维生素、高蛋白的流质或半流质饮食为宜。指导患者多食新鲜水果、蔬菜及富含膳食纤维的食物，鼓励饮水，保持排便通畅。

3）体位与活动：协助患者绝对卧床休息，保持情绪稳定，协助患者床上进餐、排便，避免用力排便、剧烈咳嗽。

4）病情观察：

（1）疼痛的观察。严密观察疼痛部位、性质、时间、程度，酌情使用镇痛药物达到镇静、镇痛的作用，也有利于控制血压，减少夹层破裂的危险。

（2）控制血压及心率。遵医嘱应用降压药或降心率药物。血压维持在90～120/60～90mmHg，心率控制在60～80次/分，保证重要脏器有效灌注，同时记录24小时尿量。降血压过程中密切观察血压、心率、意识、尿量及疼痛等情况，血压平稳后疼痛明显减轻或消失，是主动脉夹层稳定的临床指征。

（3）主动脉夹层累及相关系统的观察和护理。主动脉夹层A型（升主动脉夹层）撕裂累及冠状动脉时，可引起急性心肌缺血、急性心肌梗死；累及头臂干、左颈总动脉、左锁骨下动脉时，可引起大脑、上肢供血障碍；压迫喉返神经时，可引起声音嘶哑；累及肾动脉时，可有血尿、少尿甚至无尿；累及肠系膜动脉时，可引起腹痛、腹胀、恶心、呕吐等，甚至截瘫或急性下肢缺血等。故应密切观察上述症状，及早发现病情变化，为治疗赢得时间。

（4）预防主动脉夹层破裂。若患者出现疼痛加剧、面色苍白、痛苦面容、血压下降、脉搏加快等情况，提示主动脉夹层破裂，应积极配合医生进行抢救。

2. 术后观察及护理要点

1）病情观察：

（1）严密监测生命体征。术后给予心电监护，监测患者心率、血压变化，观察患者疼痛情况较前有无改善。

（2）体位指导及肢体末梢循环的观察。术后协助患者取平卧位休息，穿刺侧肢体制动6～8小时，密切观察下肢血运情况，包括皮肤温度、颜色、感觉、运动及足背动脉搏动情况。

（3）肾功能监测。主动脉夹层累及肾动脉可出现肾血流量下降，尿量减少，严重时出现肾衰竭。也需要注意造影剂对肾功能的损伤，因此应每天监测患者的尿量、颜色，在保证组织灌注的情况下，使尿量达30ml/h以上。

（4）意识观察。观察患者意识及肌力变化，警惕脑梗死及截瘫的发生。麻醉、手术等可造成患者烦躁、谵妄，应稳定患者情绪，及时与医生沟通，适当给予镇静，加强风险评估，保证患者安全。

（5）引流管的护理。术后留置切口引流管者，注意观察引流液的性质、量、颜色等，保持引流管通畅，避免引流管打折或脱出。

2）药物护理：术后口服抗凝或抗血小板药物，密切观察有无牙龈出血、皮下淤血等出血倾向。高血压者规律口服降压药物，将血压控制在正常范围内。

3）饮食护理：局部麻醉术后无不适者可指导患者清淡易消化饮食，多饮水，促进造影剂排泄。全身麻醉术后暂禁食、水，6小时后可少量饮水，待肠功能恢复后即可从流食逐渐过渡到普食。

3. 并发症的观察与护理

1）腔内隔绝术后综合征：表现为"三高两低"症状，即C反应蛋白高，体温高，白细胞计数高，血红蛋白低，血小板计数低。体温如果不超过38.5℃，一般不需要做特殊处理，指导患者多饮水或给予物理降温。若体温>38.5℃，严密监测患者的血液检查结果，注意有无感染，遵医嘱使用抗生素类药物对症处理，并给予药物降温。血红蛋白低的患者可能出现头晕；血小板计数低的患者应密切观察有无皮下淤血、牙龈出血等。

2）截瘫：主要为隔绝术中覆膜支架遮蔽了过多的脊髓供血动脉，导致脊髓供血不足所致。术后应严密观察患者肢体活动情况，以观察有无截瘫的发生，对高危患者应提前行脑脊液引流等处理。

3）内漏：发生内漏的原因主要是支架贴壁不良或移位，移植物本身的缝隙，侧支血管开放等。术后要监测心率及血压的变化，避免波动较大。若患者术后诉持续胸痛，应及时复查主动脉 CTA，观察有无内漏导致的假腔继续扩大或新发破口等，及时通知主管医生给予积极处理。

4）脑部并发症：应注意观察患者的意识变化，有无脑梗死、脑出血表现。由于术中需要控制血压，心率控制在 80 次 / 分以下，减少释放时阻力，避免支架移位；而支架送达目的部位打开时又会将该部位的主动脉全部阻塞，造成头部血液供应突然变化，因此要注意观察术后有无脑缺血或脑出血症状发生。

（五）出院指导

1）行为指导：避免剧烈活动，劳逸结合，保持乐观心态，并戒烟、戒酒。

2）饮食指导：注意饮食搭配，多食蔬菜、水果、杂粮，少食动物脂肪及胆固醇高的食物，保持排便通畅。伴有高血压或糖尿病的患者，注意低盐、低脂、糖尿病饮食。

3）用药及血压监测指导：遵医嘱正确服用降压、抗血小板药物。并教会患者及家属测量血压的正确方法，服药期间观察有无牙龈出血、黑粪等出血倾向。

4）定期随访：术后 1 个月、3 个月、6 个月、1 年门诊复查，适时行增强 CT 检查。不适时及时复诊。

（六）病例分析

患者，男，42 岁。主诉活动后突发胸背部撕裂样剧烈疼痛 10 小时余，伴胸闷、气喘、冷汗。急诊以"主动脉夹层"为诊断收入院。既往有高血压史。主动脉 CTA 示：①主动脉夹层（Debakey Ⅲ）（图 2-8）；②升主动脉及主动脉弓壁间血肿（图 2-9）。

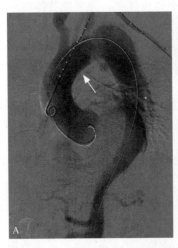 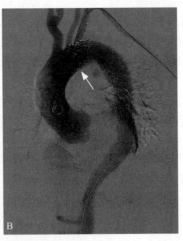 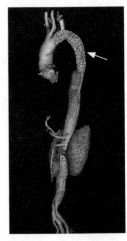

图 2-8　腔内隔绝术中造影（箭示）　　　　图 2-9　腔内隔绝术后
A. 术前；B. 术后　　　　　　　　　　　CTA（箭示）

手术方式：主动脉造影并腔内隔绝术＋左锁骨下动脉造影并激光开窗术。

临床护理问题解析：

该患者急诊入院时护士应做好哪些护理？

（1）协助患者绝对卧床休息，备好抢救药品及器械。

（2）给予心电监护、吸氧，密切观察生命体征、意识、尿量及四肢肤色、肌力等变化。

（3）迅速建立静脉通路，遵医嘱用药，控制好血压及心率。

（4）密切观察患者的病情变化，当出现疼痛时根据医嘱及时应用镇静镇痛药物，可使用吗啡静脉注射或哌替啶肌内注射。

（5）注意观察体温变化，患者出现发热时给予降温处理。

（6）做好基础护理、皮肤护理、饮食护理，嘱其避免用力排便。

（7）及时准确做好护理记录。

（8）做好急诊术前准备工作。

二、腹主动脉瘤

（一）疾病概念

腹主动脉瘤（abdominal aortic aneurysm，AAA）指由于各种原因引起的主动脉壁局部薄弱、扩张和膨出，造成主动脉壁正常结构的损害，尤其是承受压力和维持大动脉功能的弹力纤维变脆弱和破坏，腹主动脉在血流压力的作用下逐渐膨大扩张，当扩张的腹主动脉直径超过正常腹主动脉直径的1.5倍时，称之为腹主动脉瘤。多数患者无症状，常因其他原因查体而偶然发现。

（二）临床表现

1）腹部搏动性包块：典型的腹主动脉瘤是脐周或中上腹部有一个向侧面和前后膨出的搏动性包块，约50%的患者伴有血管杂音，除非患者肥胖，一般均可触及，有压痛及细震颤，还可听到收缩期杂音。股动脉或足背动脉搏动减弱或消失。

2）疼痛：约1/3的患者有腹部脐周、两肋部或腰部疼痛，疼痛的性质可为钝痛、胀痛、刺痛或刀割样疼痛。突然的剧烈腹痛往往是腹主动脉瘤破裂或急性扩张的特征性表现，因此将腹主动脉瘤突然出现腹痛视为最危险的信号。

3）压迫症状：大的腹主动脉瘤可产生局部压迫十二指肠的症状，如饱胀、恶心和呕吐；压迫输尿管引起肾盂积水；压迫髂静脉或下腔静脉引起静脉血栓等。

4）穿破症状：腹主动脉瘤向消化道穿破形成主动脉消化道瘘，可引起消化道大出血。腹主动脉瘤破入下腔静脉，形成主动脉下腔静脉瘘，引起回心血量急剧增加、下腔静脉回流严重受阻，下肢、外生殖器和盆腔高度水肿，很快导致心力衰竭等。

5）栓塞症状：腹主动脉瘤瘤内的血栓一旦发生脱落，栓子向远端动脉脱落可引起栓塞，如栓塞部位在肠系膜血管，可表现为肠缺血，严重者可引起肠坏死；栓塞在肾动脉，可引起肾脏相应部位的梗死，患者表现为剧烈的腰痛及血尿；栓塞至下肢主要动脉时，可出现相应肢体缺血症状。

6）破裂症状：腹主动脉瘤最严重的临床表现是破裂，主要表现为剧烈腹痛、低血压休克，病死率高达50%～80%。腹主动脉瘤的直径是决定破裂的重要因素。直径在5cm以上者称为危险性动脉瘤。80%的腹主动脉瘤破裂出血首先局限在腹膜后间隙，随着出血量增加再破入腹腔内，临床表现复杂，最早的症状是背痛和腹痛，常放射到肋部和腹股沟，有的患者表现为虚脱。也有部分患者腹主动脉瘤破裂出血入腹膜后间隙数小时、数天甚至数周而不破入腹腔，称为包裹性破裂。部分患者的瘤体在破裂前快速增大，称为扩张性腹主动脉瘤。20%腹主动脉瘤直接破裂，患者表现为突发性休克、死亡。

（三）治疗原则

（1）腹主动脉瘤不可能自愈，最严重的后果是破裂出血致死。瘤体直径≥5cm的，发生破裂的比例明显增高；即使瘤体较小者，同样存在急性破裂的可能。近年来腔内治疗采用腹主动脉造影并腔内隔绝术，适合老年及体质较差的患者，创伤小、恢复快。

（2）外科手术切除人工血管置换术治疗。

（四）护理措施

1. 术前观察及护理要点

1）心理护理：在患者面前要镇静，用平静的语气向患者讲解疾病的有关知识，说明术前相关检查、治疗、护理的目的和必要性，以及手术治疗的重要性，以取得患者的配合，消除其恐惧心理。

2）防止动脉瘤破裂：对于瘤体较大或疼痛严重的患者，要警惕随时破裂的危险。破裂主要表现：主诉腹痛加剧或突然剧烈腹痛；大汗淋漓、呼吸急促、面色苍白、脉搏细速、血压下降等失血性休克的先兆症状。预防瘤体破裂可采取如下措施。

（1）嘱患者避免突然大幅度动作，如坐起、突然弯腰、转身等动作，减少或避免引发出血的诱因。

（2）避免情绪激动、过度紧张、兴奋和悲伤，造成交感神经兴奋，心血管活动增强，诱发瘤体破裂。

（3）保证充足的睡眠，必要时按医嘱睡前服用镇静、催眠药，并观察其效果。

（4）预防感冒，防止剧烈咳嗽、打喷嚏致腹压增加。

（5）备好抢救用物及药品，随时准备抢救。

（6）疑瘤体破裂，立即用腹带加压包扎，在积极抗休克的同时，送手术室急救。

3）生命体征的监测：任何因素引起的动脉压升高，都是引起动脉瘤破裂的诱因。监测患者血压，在保证重要脏器有效灌注的前提下尽量降低血压，避免发生波动，严密监测血压、心率变化。

4）饮食指导：鼓励患者进高营养、富含维生素、易消化的饮食，少食多餐，保持排便通畅。

5）术前指导：训练患者在床上大、小便。

2. 术后观察及护理要点

1）病情观察：

（1）严密监测生命体征。持续心电监护，低流量吸氧，尤其注意血压的波动情况。观察有无腹痛的情况。

（2）双下肢末梢循环的观察。观察双下肢皮温、肤色、双侧足背动脉搏动情况，一旦有下肢缺血表现，立即通知主管医生。

（3）体位护理。由于腔内隔绝术切开的股动脉已经缝合，因此患者不需要绝对制动肢体。术后患者清醒后采用半卧位，可让患者床上做足部背伸运动，若伤口无明显渗血，在体力允许的情况下术后 48 小时即可下床活动。

（4）肾功能的监测。由于部分腹主动脉瘤累及肾动脉及术中操作可能会引起血栓的脱落，造成肾动脉栓塞，加上术中造影剂的应用，可能会加重肾脏的损伤，术后应监测肾功能指标，如尿量、尿色、肌酐、尿素氮等。

2）饮食护理：全身麻醉当日禁食，术后 6 小时可进水，术后第 1 天可进流食，逐步过渡到半流、普食，以进易消化食物为主。鼓励患者多饮水，以促进造影剂的排泄，减少对肾功能的影响。

3. 并发症的观察与护理

1）内漏：发生原因有支架移位，移植物本身的缝隙，侧支血管开放。腔内隔绝术后患者腹部搏动感、痛感应减弱或消失，每班进行腹部检查，观察动脉瘤的体积变化及搏动情况，如发现仍有搏动，腹部包块无变化或增大，则提示可能修复不全或内漏。若患者腹痛加剧，面色苍白，出冷汗，血压下降，则提示有动脉瘤破裂的可能，处理措施：应立即联系手术室急诊手术，证实后植入另一枚支架，必要时栓塞侧支血管。

2）血栓：可发生于内支架或髂动脉、远端肢体等部位，应严格按医嘱进行抗凝溶栓治疗。

3）栓塞：由于手术操作可能引起动脉瘤内的血栓脱落，血栓随血流流至远端血管，引起急性动脉栓塞或慢性肢体缺血。如术后出现剧烈腰痛、腹痛、肉眼血尿、高热等情况，需要警惕肾动脉或其他腹腔脏器动脉栓塞的可能。

4）腔内隔绝术后综合征：表现为一过性C反应蛋白升高，发热，红细胞计数、白细胞计数、血小板计数三系轻度下降。遵医嘱短期内使用肾上腺糖皮质激素及消炎镇痛类药物对症处理。

5）肠坏死：患者行腔内隔绝术后，可造成某段结肠侧支循环供血不足，严重者可肠坏死，需要手术切除。注意观察患者有无腹胀、腹痛，听诊有无肠蠕动音及注意粪便性状。

6）术后截瘫：这是腹主动脉腔内隔绝术后很少见的并发症，原因是隔绝术中遮蔽了变异的肋间动脉，从而截断了胸腰段脊髓的血供。术后患者清醒后即让患者活动下肢，以观察有无截瘫的发生。

（五）出院指导

1）心理指导：放松心情，避免情绪波动。

2）饮食指导：多食新鲜蔬菜、水果，合理搭配营养膳食，保持排便通畅。

3）用药指导：按要求规律服用降压药、抗血小板药物等，坚持测量血压。

4）定期随访：术后3个月、6个月、1年门诊复查CTA，以后每年复查CTA，了解移植物有无变形、移位和迟发性内瘘等，如有突发性腹痛及时就医。

（六）病例分析

患者，男，65岁。1年前发现腹部搏动性包块，无腹痛，腹胀及下肢疼痛，麻木感，患者未在意，未治疗；晨起干农活时突发右下肢酸麻，伴下肢无力，不能活动，无头晕、头痛，无腹痛、腹胀等不适。急查CT示：腹主动脉瘤，遂急诊收入院。白细胞计数 12.81×10^9/L，D-二聚体 12.21mg/L。CTA回示：腹主动脉至双侧髂总动脉瘤并瘤周腹壁血栓形成（图2-10）。

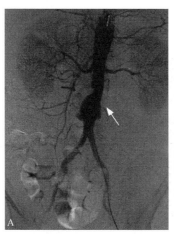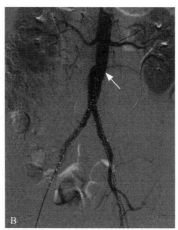

图2-10　腹主动脉瘤术前后对比（箭示）（A、B）

手术方式： 全身麻醉下行腹主动脉造影并支架植入术＋下肢动脉造影并取栓术。

临床护理问题解析：

护士对患者术后的行为指导包括哪些方面？

（1）术后在床上定时翻身，防止出现压疮。

（2）术后卧床3～5天后根据患者病情适当下地活动，术后3周避免剧烈活动，有利于血管内膜生长。

（3）鼓励患者有效咳嗽、咳痰，防止坠积性肺炎的发生。

（4）指导患者做足背背屈运动、下肢按摩及穿弹力袜，防止下肢静脉血栓形成。

三、大动脉炎

（一）疾病概念

多发性大动脉炎（takayasu arteritis，TA）是一种发生在主动脉和（或）其主要分支的慢性非特异性炎症性动脉疾病，受累血管产生狭窄甚至闭塞。本病可使头颅、上肢、下肢或内脏器官的血液供应受到影响，发病原因不明。由于本病可造成上肢或下肢动脉脉搏减弱或消失，故又称为无脉症。本病好发于亚洲国家，尤其是 40 岁以下年轻女性，男女发病率比例为 1：4，故有学者称本病为"东方美女病"。

（二）临床表现

根据临床好发部位，可分为以下几种。

1）头臂动脉型：颈动脉、锁骨下动脉、椎动脉狭窄和闭塞。可引起一过性脑缺血发作至脑卒中等不同程度的脑缺血，可伴有头晕、头痛、记忆力减退、视力减退；脑缺血严重者可有反复晕厥、抽搐、失语、偏瘫或昏迷。颈动脉、桡动脉搏动减弱或消失，两侧肢体收缩压大于 10mmHg。

2）胸 - 腹主动脉型：累及胸主动脉、腹主动脉及其分支。表现为头颈、上肢高血压及下肢供血不足，如头痛、头晕、心悸、下肢皮温低、间歇性跛行等。

3）主 - 肾动脉型：累及肾动脉开口或近端的腹主动脉段。高血压为重要的临床表现。

4）肺动脉型：部分患者可同时累及单侧或双侧肺动脉。一般仅在体检时发现肺动脉区收缩期杂音，重者可有活动后气急、阵发性干咳及咯血。

5）混合型：具有上述 4 种类型的特征。

（三）治疗原则

1. 内科治疗　疾病早期或活动期，服用激素类药物及免疫抑制剂可控制炎症，缓解症状。但在停药后，症状易复发。伴有动脉缺血症状者服用扩血管药物，或服用抗血小板药物，防止继发血栓形成。

2. 手术治疗

1）腔内手术治疗：经皮腔内血管球囊扩张成形术及腔内支架植入术是目前治疗多发性大动脉的一种可行的选择，具有创伤小、简单易行、并发症少、可反复应用等优点。

2）外科手术治疗：主要是旁路转流术，如颈总动脉 - 锁骨下动脉、腋动脉 - 腋动脉等旁路转流术。原则是重建动脉，改善远端血液供应。确定手术方案主要根据病变部位、受累范围和流出道情况而定。

（四）护理措施

1. 术前观察及护理要点

1）心理护理：该病患者多为年轻女性，处在求学、婚恋阶段，加之使用激素类药物对外形的影响很大，心理压力大。针对患者及家属的担心和顾虑，指导患者及家属了解掌握手术各阶段和术后的配合要点，充分消除患者顾虑和恐惧，减轻其心理压力，保持良好情绪和心态。向患者介绍以往成功病例，以增强其战胜疾病的信心。

2）病情观察：

（1）血压的监测。该病又称为无脉症，血压表现为患肢的血压降低或测不出。为了能准确地了解病情，每天应定时间、定部位、定血压计测量四肢的血压，并记录。

（2）观察患肢血运情况。观察有无上、下肢供血不足症状，如上肢低血压、下肢发凉、行走无力、间歇性跛行等，以及末梢循环的动脉搏动情况。

（3）安全护理。该病患者可有头晕、眩晕、视力减退甚至失明现象，应增强安全意识，指导家属陪护，告知患者勿单独活动，防止意外发生。

3）饮食护理：给予优质蛋白、高热量、低钠、低脂、富含维生素、易消化低渣食物，禁饮浓茶、咖啡等刺激性强的饮料。少量多餐，保持排便通畅。注意肉、菜和水果搭配均衡，达到合理营养补充以提高机体抵抗力。

4）用药护理：对高血压患者，遵医嘱服用降压药，控制血压在适当水平。在 TA 疾病早期、活动期以及配合手术治疗时，给予激素、免疫抑制剂、生物制剂、抗血小板以及降压药物等对症支持治疗，可以有效地改善血管炎症、扩血管、纠正内分泌紊乱、促进病变周围侧支循环建立以改善远端血供，从而控制病情发展。对长期使用激素治疗的患者指导患者遵医嘱定时定量服用药物，勿随意减药、停药，以免造成疾病治疗的"反跳"。同时注意患者保暖，避免感冒。定时监测红细胞沉降率和 C 反应蛋白。免疫抑制剂毒性较大，要定期查血常规、肝功。药物治疗还包括抗凝药、扩张血管药和抗血小板药，注意观察患者有无出血倾向。

5）术前准备：腔内手术术前教会患者练习床上大、小便，做好双侧腹股沟及会阴部备皮，术前 6～8 小时禁食、水。外科手术术前 8 小时禁水，12 小时禁食，给予留置尿管，必要时给予灌肠、留置胃管。

2. 术后观察及护理要点

1）病情观察：

（1）严密监测生命体征。术后给予心电监护，监测心率、血压、呼吸等。行头颈部动脉再通术后，脑缺血症状缓解迅速，应针对术前症状进行及时密切观察并记录，重新评估中枢神经系统功能。同时注意观察有无颅内压升高症状、体征，预防再灌注损伤引起的脑水肿、脑出血等严重并发症发生。观察四肢肌力情况，判断有无脑梗死的发生。

（2）穿刺处及手术切口的护理。外科开放手术患者术后给予去枕平卧位休息，头偏向一侧，以防呕吐物误入气道造成窒息。腔内手术患者取平卧位，穿刺肢体制动 6～8 小时。观察穿刺部位敷料、足背动脉搏动、术侧肢体的皮温和肤色的情况，避免髋关节过度屈曲。对于血压高、凝血功能差者，可延长包扎时间，防止穿刺部位血肿的形成。手术侧肢体勿剧烈活动，必要时使用支具固定，保持手部外展外旋功能位，防止手术切口出血。颈部手术者还应注意呼吸情况及有无声音嘶哑，床旁备气切包，若怀疑有血肿压迫气管时应立即通知主管医生给予及时处理，必要时给予血肿清除或气管切开。

（3）肾功能的监测。累及肾动脉狭窄或闭塞者，严密监测肾功能指标，因其可直接反映术后移植血管是否保持畅通。遵医嘱使用扩血管药物，有利于肾动脉血流通畅。术后应观察尿量并记录 24 小时出入水量，必要时记录每小时尿量。严密监测患者尿素、肌酐变化，若有异常及时报告医生，给予及时处理，必要时行血液透析治疗。

（4）引流管的护理。全身麻醉术后患者留置引流管者应观察引流液的性质、颜色及量并准确记录，妥善固定，保持引流管通畅，定时挤压，定时更换引流袋。

2）药物护理：抗血小板聚集药物容易引起穿刺点、皮下及脏器出血，所以应严格掌握药物剂量，密切观察有无牙龈、口腔、皮肤、黏膜等部位出血。此外，此类患者使用激素治疗时，应告知患者不可随意增、减药量。使用人工血管的患者注意按医嘱应用抗生素和抗血小板凝聚药，并观察用药后的反应及出血倾向。

3）饮食护理：腔内手术患者术后即可进清淡易消化食物，多饮水，促进造影剂排泄。外科手术患者若留置胃管，术后应禁食、水，待肠鸣音恢复或排气后遵医嘱拔除胃管进流食，从流食—半流食—软食过渡，加强营养物质的摄入。

3. 并发症的观察与护理

1）出血：出血常与手术操作及应用抗凝药物等有关，少量出血时，表浅部位可采取局部压迫，减少抗凝药物的剂量或停用。观察有无皮下出血点、黑粪等，尤其是对放置引流管的患者，及时观察引流液的性质及量。

2）移植血管栓塞：移植血管直径太细、太长、扭曲，吻合口过于狭窄或缝合不当，移植血管受压均可造成移植血管栓塞。需要观察患肢远端皮肤温度、颜色及动脉搏动情况，询问患者有无肢端疼痛等情况，如发现异常及时告知医生给予处理。

3）脑过度灌注综合征：对于脑血管重建患者，由于血流量突然增加，可引起脑过量灌注综合征，患者可有兴奋、头痛、性格反常等表现，严重时甚至可引起脑水肿。应严密观察患者意识及瞳孔变化。

（五）出院指导

1）饮食及生活指导：应以温热性或温补性食物为主，少食生、冷、寒、凉性食物。戒烟、酒。保证充足睡眠及良好的心情，控制好血压。预防感冒，积极锻炼，提高免疫力。

2）用药指导：在医生的指导下用药，切不可擅自增减药物及药量，特别是糖皮质激素类药物，防止病情迁延。使用人工血管的患者要定时化验血凝指标，自我监测有无牙龈出血、皮下出血等出血倾向。

3）定期随访：出院后1～3个月复查。经常自我监测脉搏、血压，观察治疗效果，如有异常及时复诊。

（六）病例分析

患者，女，28岁。1年余前无明显诱因出现头晕、黑朦，体温改变时症状明显，上肢血压测不出。3个月前自觉症状加重。门诊以"大动脉炎"为诊断入院。入院时查体：双侧桡动脉搏动未触及，双侧足背动脉搏动弱，体温37.5℃，红细胞沉降率70.00mm/h，C反应蛋白64.60mg/L，血红蛋白103g/L。CTA示：主动脉弓、降主动脉及头臂干管壁增厚，双侧颈总动脉及左侧锁骨下动脉管腔近闭塞，右侧锁骨下动脉重度狭窄，左侧颈内动脉纤细并局部管腔闭塞。

手术方式： 主动脉弓＋左颈总动脉造影并球囊扩张支架植入＋左颈内动脉探查、内膜剥脱成形＋超选择性左颈内动脉造影并球囊扩张成形术（图2-11）。

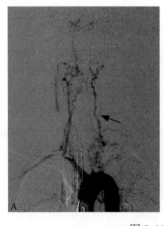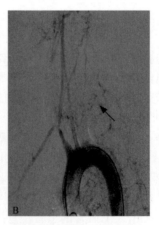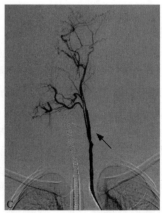

图2-11　手术造影前后对比（箭示）（A～C）

临床护理问题解析：

该患者出院时服用糖皮质激素类药物，责任护士应如何进行药物宣教？

（1）指导患者遵医嘱用药，勿随意减药、停药，以免造成疾病治疗的"反跳"。

（2）糖皮质激素长期大量使用后可引起库欣综合征，表现为满月脸、水牛背、多毛、痤疮、肥胖、血压升高、血糖升高、低血钾、消化道溃疡等不良反应，还可能导致动脉壁变薄。

（3）长期使用醋酸泼尼松片时，必须密切观察，因其会使该人群发育迟缓，发生骨质疏松症、股骨头缺血性坏死、青光眼、白内障的危险性增加，还会使体内蛋白质、脂肪、糖类等营养物质代谢紊乱，抑制蛋白质的合成，减少组织对葡萄糖的利用和再吸收。

（4）应用激素治疗之前监测患者体重，每天测量1次，告知患者长期使用激素出现向心性肥胖是正常反应，停药后可慢慢恢复正常；如果体重增长过快应及时告知医护人员，及时作出调整。

（5）为了减少药物的胃肠道刺激，可告知患者应在餐时服用药物。

（6）遵医嘱严密监测血钙水平，注意补钙和维生素D。

（7）应严密观察患者有无抑郁及情绪变化。

（8）限制高热量食物及钠盐的摄入，多食清淡、高钾的食物，禁止饮酒、喝咖啡等。

（9）告知患者服用药物会造成自身抵抗力下降，尽量避免去人流量大的地方，避免感染。

四、胸主动脉瘤

（一）疾病概念

胸主动脉中层变薄、破损，在主动脉腔内高压血流冲击下，脆弱部位逐渐向外膨胀、突出，形成动脉瘤。

（二）临床表现

胸主动脉瘤在早期常无临床症状，多在胸部平片检查时发现胸主动脉增宽。胸主动脉瘤增大后可出现周围脏器压迫症状，如压迫椎体表现为胸背部疼痛，压迫气管、支气管可产生喘鸣、咳嗽和肺炎，压迫喉返神经致声音嘶哑等。

（三）治疗原则

（1）内科非手术治疗。

（2）介入治疗。使用覆膜内支架行腔内隔绝术。

（3）外科切除。人工血管置换术治疗。

（四）护理措施

1．术前观察及护理要点

1）心理护理：因患者往往合并症较多，腔内隔绝术所需费用又较高，所以患者及家属往往心理负担较重，进行有效的心理疏导非常重要。

2）防止动脉瘤破裂：

（1）体位。严格卧床休息，避免不正当体位，如猛烈转身、腰腹过屈、碰撞、深蹲等。避免增大胸腔压力的运动，如剧烈运动、过度深呼吸、剧烈咳嗽、屏气排便等。

（2）饮食。宜进高蛋白、高热量、高维生素、低脂易消化饮食，多进食香蕉、芹菜等食物保持排便通畅。

（3）生命体征的监测。密切观察患者生命体征，避免血压过高、心率过快及波动幅度过大。控制疼痛。

（4）严密观察病情变化。若患者出现疼痛加剧、面色苍白、痛苦面容、血压下降、脉搏加快等情况，应高度怀疑动脉瘤破裂，并迅速配合医生进行抢救，抗休克处理，同时密切观察患者生命体征及意识变化。

3）其他：触诊双下肢足背动脉、股动脉搏动情况，观察下肢皮肤颜色、温度，以便术前、术后对照。

2. 术后观察及护理要点

1）病情观察：

（1）严密监测生命体征。持续心电监护，维持患者血压在正常范围，血压过高者遵医嘱给予降压药物。

（2）观察患者胸背部疼痛是否改善、减轻或消失。

（3）观察下肢血供。由于股动脉切开再缝合，或因缝合技术导致股动脉狭窄从而造成下肢缺血情况，因此应观察下肢血供情况，包括皮肤温度、颜色、感觉、运动及足背动脉搏动情况。

（4）抗凝治疗的护理。术中为预防血栓及栓塞的发生，需要给予肝素化。支架植入后多数仍需要抗凝治疗6个月。应密切观察患者有无牙龈出血、皮肤出血点、尿血、女患者月经量增多等抗凝药物过量表现，及时复查凝血功能。

2）心理护理：因手术大，监护周期长，病情变化快，费用高，患者心理负担重，应及时做好患者及家属的心理疏导。

3. 并发症的观察与护理

1）截瘫：是胸主动脉腔内隔绝术术后典型的并发症，原因是隔绝术中遮蔽了过多的肋间动脉，从而截断了胸腰段脊髓的血供。术后患者清醒后即让患者活动下肢，以观察有无截瘫的发生。做好脑脊液引流的准备。

2）继发内漏：发生原因为支架移位、移植物本身的缝隙、侧支血管开放，若患者有胸痛发生、血压升高，应怀疑有内漏发生，立即告知医生。发现后植入另一支架，必要时栓塞侧支血管。

3）腔内隔绝术后综合征：表现为一过性C反应蛋白升高，发热，红细胞计数、白细胞计数、血小板计数三系轻度下降。遵医嘱短期内使用肾上腺糖皮质激素及抗感染镇痛类药物对症处理。

（五）出院指导

1）饮食及生活指导：注意休息，避免剧烈活动。忌刺激性饮食，少食多餐，保持排便通畅。

2）定期随访：术后3个月、6个月、1年复查增强CT，观察支架是否通畅，有无扭曲、移位。如出现呼吸困难、吞咽困难和胸背部疼痛及时就诊。

（六）病例分析

患者，男，74岁，以"自觉胸闷，体检发现胸主动脉瘤2天"为主诉入院。患者2天前因胸闷、憋喘，遂至当地医院就诊，行增强CT示：①主动脉弓左侧管腔局部囊袋状突出，考虑动脉瘤并附血栓；穿透性溃疡合并壁内血肿。②双肺上叶炎性改变。③肝右叶小囊肿。④肝右叶点状钙化。无其他特殊不适，无休克、恶心呕吐、腹痛、发热。给予对症支持治疗（具体不详），效果欠佳。今为求进一步诊治，门诊诊断为"胸主动脉瘤"收入院。既往有高血压病史，血压控制可。

手术方式：胸主动脉造影＋胸主动脉瘤腔内隔绝术＋锁骨下动脉支架植入术（图2-12）。

临床问题解析：

腔内隔绝术后发生截瘫后留置腰大池引流管该如何护理？

（1）做好对患者及家属的引流管护理宣教。加强巡视，观察引流管有无扭曲、受压、堵塞、脱落等情况，一旦出现，及时予以处理、调整，必要时

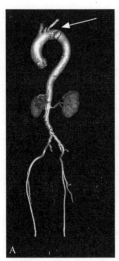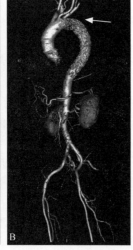

图 2-12　术前后对比（箭示）

A. 术前；B. 术后

通知医师。

（2）引流袋高于腰椎穿刺部位 10～15cm 以上，通过放置引流袋高度，调节引流速度，引流量不超过 10～15ml/h，24 小时引流量控制在 200～300ml。

（3）因引流管留置时间较长，需严格预防感染的发生。保持置管部位的敷料清洁干燥，观察置管部位皮肤有无红肿等异常情况。妥善固定导管及引流瓶，各个接口处妥善固定，避免因患者活动导致导管滑脱等。如导管堵塞，应在严格无菌操作原则下用 2～3ml 生理盐水小心冲洗、疏通；更换引流瓶时需先夹闭引流管，防止气体进入颅内造成气颅或颅内感染。

（4）定时巡查，观察脑脊液的颜色、性质及引流量并详细记录；观察患者神志，询问有无头痛、头晕；观察患者四肢活动情况，预防脑脊液感染或低颅压性头痛的发生。

五、主动脉缩窄

（一）疾病概念

主动脉缩窄指自无名动脉到第一对肋间动脉之间的主动脉先天性发育异常，形成局部管腔狭窄，产生血流动力学障碍。主动脉缩窄是较为常见的先天性心脏大血管畸形，男性多于女性。

（二）临床表现

主动脉缩窄的临床表现取决于缩窄的部位、严重程度、有无合并畸形及就诊时患者的年龄。通常分为两类：婴儿型和成人型，婴儿型又称为导管前型，成人型又称为导管后型。

1）导管前型主动脉缩窄：容易合并心脏畸形。患儿常在婴儿期因充血性心力衰竭就诊，如果有未闭的动脉导管将血流送到胸主动脉，可有股动脉搏动。约半数病例在出生 1 个月内动脉导管闭合时症状加重，表现为烦躁、呼吸困难等，左前胸及背部可有收缩期杂音。

2）导管后型主动脉缩窄：患儿幼年时期一般无症状。青少年时期及成年人常因上肢高血压、高血压并发症就诊，症状随年龄增长而加重，可有头痛、视物模糊、头颈部血管搏动强烈等表现。下半身因血供不足出现怕冷、容易疲劳甚至间歇性跛行。

（三）治疗原则

1）内科治疗：包括降低过高的上肢血压。通过侧支血管的扩张改善下半身低血压与组织灌注不足或下肢缺血所引起的症状及病理生理表现。

2）外科治疗：一种办法是切除缩窄段，端对端吻合，这是国际上公认的首选手术方法，主要适用于新生儿和小婴儿；另一种方法是用自身血管或人工材料补片加宽狭窄部分。

3）腔内治疗：包括球囊扩张血管成形术和支架植入术两种方式。球囊扩张支架植入术是治疗青少年及成人主动脉缩窄的安全、有效、微创的方法，基本可以替代传统外科开放式手术。覆膜血管内支架植入治疗主动脉缩窄是一项新的介入技术，NuMed Cheatham-Platinum 覆膜血管内支架（简称 CP 支架）是专门用于治疗青少年及成人主动脉缩窄的新型支架系统。

（四）护理措施

1. 术前观察及护理要点

1）心理护理：术前应合理、有效地与患者沟通，讲解疾病的病理生理机制及危害，介绍典型成功病例，树立患者的信心，取得患者对医护人员的信任，从而建立良好的护患关系减轻其顾虑和紧张情绪。

2）病情观察：由于患者上肢血压往往不同程度增高，下肢血压低于上肢 20～30mmHg 以上。缩窄累及左锁骨下动脉开口时，双上肢血压可有差别，测量血压时尽量选择右上肢。

3）安全护理：患者可有头胀、心慌、胸闷、四肢乏力，活动后加重表现，应增强安全护理意识，指导家属留陪，术前尽量卧床，告知患者勿单独活动，防止意外发生。

4）饮食护理：改善营养状况，营养不良的患者给予富含蛋白、热量饮食，必要时输白蛋白、血浆，补充氨基酸。

5）术前准备：术前协助患者练习床上大小便，做好双侧腹股沟及会阴部备皮，抗生素皮试，术前6～8小时禁食、水。

2.　术后观察及护理要点

1）病情观察：

（1）严密监测生命体征。术后给予心电监护应用，监测患者生命体征情况，观察意识和瞳孔变化、有无神经损伤等。尤其是四肢的血压，主动脉支架植入术后，狭窄的动脉血管得以扩张，动脉血运重建，血压会明显改变，要求每小时测血压1次，并做好护理记录。

（2）穿刺处的护理。术后患者卧床休息，平卧4～6小时。穿刺部位加压包扎，并观察局部有无渗出和血肿，绷带不宜过紧，观察患者脉搏搏动情况。

（3）体位护理。术后患者平卧位，第2天患者在护士的帮助下取侧卧位，但需要穿刺侧肢体尽可能伸直。在床上活动时避免动作过大，避免用力排便，以免穿刺处渗血及出现血肿。

2）用药护理：抗凝治疗期间应密切观察有无出血倾向，注意皮肤、黏膜、牙龈有无出血点，穿刺点有无渗血。观察尿、粪颜色及检查结果有无潜血。同时注意患者有无意识模糊、瞳孔变化、头痛、呕吐、肢体活动受限、血压升高等颅内出血现象，遵医嘱监测凝血功能，检查结果正确记录，及时向医生汇报。

3）饮食护理：改善营养状况，营养不良的患者给予富含蛋白、热量饮食，必要时输白蛋白、血浆，补充氨基酸。

3.　并发症的观察与护理

1）术后高血压：大多数病例仍可在术后早期呈现收缩期或舒张期血压升高，历时长短不一，术后24小时内可静脉泵入降压药物，维持收缩压在110mmHg左右，24小时后逐步改用口服降压药物。

2）局部并发症：如穿刺处出血、股动脉血栓形成。严格按照术后护理要求进行观察、护理，对渗血、血肿做到早发现、早处理。

3）其他：严重心律失常、主动脉破裂、扩张术后动脉瘤形成等严重并发症出现可能性较小，术后严密监测生命体征，注意患者有无血压波动、胸背部剧烈疼痛等症状，早发现、早报告。

（五）出院指导

1）生活指导：生活规律，保持情绪稳定，戒烟戒酒。指导患者适当活动。

2）饮食指导：出院后指导进食低盐饮食，尽量避免进食油炸食物，饮食宜清淡，改变不良生活习惯，多食富含维生素、高纤维素的新鲜蔬菜、水果。忌刺激性饮食。

3）药物指导：出院后继续口服抗血小板、降脂药物6个月，注意观察有无出血迹象。

4）定期随访：术后3个月、6个月、1年复查主动脉CTA，观察支架或自体血管是否通畅，有无支架或自体血管再狭窄。

5）康复指导：进行下肢功能锻炼，以利于下肢侧支循环的形成。

（六）病例分析

患者，男，16岁。1个月前体检发现主动脉缩窄，伴高血压，左上肢血压145/87mmHg，右上肢血压174/95mmHg，无胸闷、呼吸困难、四肢无力等症状。诊断"主动脉缩窄、高血压"入院。入院时查体：言语清楚，四肢肌力正常。患者既往有高血压病史2年余。

手术方式：主动脉造影并覆膜支架腔内隔绝术＋左颈总动脉造影并球囊扩张＋支架植入术

临床护理问题解析：

该患者为什么会出现高血压？术后仍有高血压该如何处理？

（1）主动脉缩窄的血压特点为上肢血压升高，下肢血压反常性下降甚至消失。该症状通常是由于近主动脉缩窄处，动脉循环压力超负荷，引起上半身高血压，心室肥厚等，继而诱发一系列心脑血管病变及症状；同时主动脉缩窄的远端会发生低灌注，由于灌注不足会影响下肢及脏器血供，同时下肢血压较低，往往伴随下肢动脉缺血症状。

（2）术后24～36小时为第一阶段，以交感神经系统活动为特点，血清儿茶酚胺升高，主要表现为收缩压升高。第二阶段以血清肾素-血管紧张素升高为特点，常表现为舒张压升高。

（3）临床上许多药物可用于控制术后高血压，如血管扩张剂硝普钠。

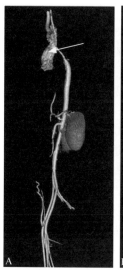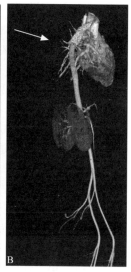

图 2-13　术前后 CTA 对比（箭示）
A. 术前；B. 术后

第 3 节　四肢血管疾病

一、急性下肢动脉栓塞

（一）疾病概念

急性下肢动脉栓塞是血管外科急症之一，指心脏或动脉壁上脱落的血栓或动脉粥样硬化斑块及其他栓子随血流向远端流动造成下肢动脉闭塞，从而导致下肢缺血甚至肢体坏死。重者危及生命，需要积极处理。

（二）临床表现

急性下肢动脉栓塞典型的症状表现为"6P 征"：疼痛（pain）、皮肤苍白（pallor）、皮温降低（poikilothermia）、运动障碍（paralysis）、动脉搏动消失（pulselessness）和感觉异常（paresthesia）。患者可伴有感染中毒等全身症状或伴有其他系统疾病或并发症，常见为急性充血性心力衰竭、急性心肌梗死、慢性阻塞性肺疾病、代谢性酸中毒、肾衰竭或意识状态的改变等。

（三）治疗原则

下肢动脉栓塞，应在肢体未出现坏死前尽早手术，以恢复肢体的血流，有时血运重建后还需要做小腿筋膜切开减压术等。如肢体已坏死，待坏死平面出现后再做截肢或截趾；若无抗凝溶栓禁忌，入院后立即给予抗凝治疗。

1）外科治疗：动脉切开 Fogarty 球囊导管取栓术；血管内膜剥脱术。

2）腔内治疗：经皮血栓抽吸术、球囊扩张成形术和必要的支架植入术、置管溶栓术等。

（四）护理措施

1. 术前观察及护理要点

1）心理护理：下肢动脉栓塞导致的下肢疼痛给患者带来很大痛苦和恐惧，因此，应向患者耐心讲述本病的相关知识和治疗方法及原理，让患者消除疑虑，减轻心理负担。同时教给患者使用分散注意力的方法来减轻疼痛，树立其战胜疾病的信心，使患者能主动参与到疾病治疗和后期康复中。

2）体位与休息：剧烈疼痛时指导患者卧床休息，禁止使用热水袋热敷患肢，防止烫伤，应使用盖被保暖。指导患者进行伯尔格运动法锻炼 20 分钟，每天数次，促进侧支循环的建立。

3）病情观察：观察疼痛的性质、持续时间和程度。每天观察患肢皮肤的温度、颜色、肢端动脉搏动情况。

4）药物护理：遵医嘱给予抗血小板、扩血管药物应用，指导患者自我观察有无牙龈及皮肤黏膜等出血倾向。

5）饮食护理：饮食宜高蛋白、低脂肪、高热量、富含维生素、高纤维饮食，多食新鲜蔬菜、水果、粗粮、豆类，适量的蛋肉为宜。

2. 术后观察及护理要点

1）严密监测生命体征：术后给予心电监护应用，监测患者生命体征情况，询问患者有无不适，注意有无发热情况。

2）穿刺处及切口的护理：术后患者卧床休息，平卧 24 小时，介入术后穿刺部位加压包扎，并观察局部有无渗出和血肿，绷带不宜过紧，观察患者末梢动脉搏动情况。外科术后观察切口有无渗血，引流管妥善固定，做好标记，保持通畅在位，有效引流。

3）体位护理　术后患者平卧位，第 2 天患者在护士的帮助下取侧卧位，在床上活动时避免动作过大、避免用力排便，防止管道脱出及穿刺处或切口处渗血或出现血肿。

4）末梢循环的观察：严密观察患者双下肢股、腘、胫后动脉及足背动脉搏动情况，观察其温度、色泽、感觉、毛细血管充盈度，与术前作对比。

5）用药护理：遵医嘱给予抗血小板、扩血管药物应用，指导患者自我观察有无牙龈及皮肤黏膜等出血倾向。留置溶栓导管者遵医嘱正确应用溶栓及活血药物，妥善固定导管。

6）饮食护理：饮食宜高蛋白、低脂肪、高热量、富含维生素、高纤维，多食新鲜蔬菜、水果、粗粮、豆类，适量的蛋肉为宜。

3. 并发症的观察与护理

1）出血及皮下血肿：是抗凝、溶栓治疗常见的并发症，因此应密切观察全身各器官系统有无出血倾向，如有出血发生，立即通知医生对症处理。如穿刺处少量渗血，调整药物剂量，给予局部加压包扎、更换敷料，并向患者及家属做好解释工作。

2）肢体远端缺血、坏死：术中取栓不尽、血流冲击可使小的栓子进入远端肢体血管，严重者可致远端肢体缺血坏死。术后重点观察患肢皮肤温度、颜色、肢体的疼痛及足背动脉搏动情况等。

3）再灌注损伤：肢体缺血时间越长，术后闭塞血管血流恢复越好，产生的再灌注损伤就越严重，如小腿的骨筋膜室综合征、急性肾功能不全等。要观察肢体尤其是小腿的张力、颜色、尿量、尿液颜色及肾功能指标等。必要时行筋膜切开减压、床旁透析等治疗。

4）再发动脉栓塞：尤其心房颤动合并心房栓子患者，围手术期可能再发脑梗死、肠系膜上动脉栓塞、肢体动脉栓塞等。注意观察相应症状、体征，如生命体征、语言能力、肢体肌力、腹痛腹胀、腹膜刺激征等。

5）肌病肾病代谢综合征：是急性周围动脉栓塞的严重并发症。由于栓塞时间过长，组织发生变性坏死，取出栓子后，坏死组织的代谢产物进入血液循环，出现重度酸中毒、高钾血症、低血压、休克及肾衰竭。术后护士应密切观察患者全身状况、精神状况和呼吸情况；每小时观察记录尿量及酸碱度，尿量应＞30ml/h；监测电解质、血气分析、肾功能和尿常规情况；注意酸中毒发生（患者躁动、呼吸深大、尿量减少）时，应及时给予相应处理。

（五）出院指导

1）生活指导：指导患者适当活动。保持生活规律，情绪稳定，绝对禁烟、酒，乙醇及烟草中尼古丁可引起血管痉挛，加重组织缺血。

2）饮食指导：出院后指导进食高蛋白、低脂肪、高热量、富含维生素、高纤维饮食，多食新鲜蔬菜、水果、粗粮、豆类，适量的蛋肉。

3）药物指导：遵医嘱服用阿司匹林、硫酸氢氯吡格雷片，切勿自行改量、停药，定期监测凝血功能，并及时告知主管医生。如有不适及时来医院就诊。

4）定期随访：出院3～6个月后到门诊复查。

（六）病例分析

患者，男，47岁。3小时前出现右下肢疼痛伴皮温发凉、麻木，以"右下肢动脉栓塞"为诊断收入院。入院时查体：患者右下肢皮温凉，肤色苍白，右侧足背动脉搏动未触及，自诉疼痛可耐受，左下肢皮温、肤色及动脉搏动正常。造影结果回示：右侧髂动脉、股总动脉血栓形成。

既往史：房颤病史10年，未正规治疗。

手术方式：右股动脉切开取栓术（图2-14）。

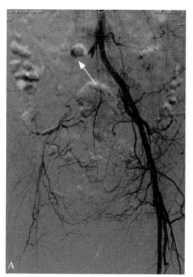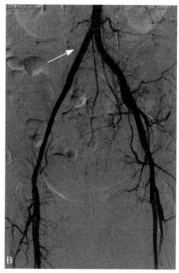

图2-14　右股动脉切开取栓术（箭示）
A. 术前；B. 术后

临床护理问题解析：

疼痛是急性下肢动脉栓塞患者的常见症状，护士应采取怎样的护理措施？

1）疼痛评估：首先使用数字疼痛分级法（NRS法）评估患者的疼痛程度，告知主管医生，应用不同的镇痛药，书写疼痛护理记录单。

2）心理护理：认真听取患者的主诉，患者主诉疼痛时应立即给予反应，诚恳地表示关心。通过握住患者手等给予其心理上的支持，减轻其无助感。指导患者听些轻音乐或看书等转移其注意力。

3）患肢的护理：患肢安置在低于心脏平面位置，一般下垂15°左右，有利于血液流入肢体。若肢体无肿胀，禁止抬高患肢，因抬高患肢会增加血流通过狭窄血管的困难，加重肢体缺血的程度。注意患肢的保暖。

4）用药护理：遵医嘱给予镇痛药物应用，严密监测患者生命体征，注意观察有无药物不良反应。

二、下肢动脉硬化闭塞症

（一）疾病概念

下肢动脉硬化闭塞症（arteriosclerosis obliteran，ASO）是由于下肢动脉粥样硬化斑块形成，引起下肢动脉狭窄、闭塞，进而导致肢体慢性缺血。本病多见于中老年患者，好发于大、中型动脉。男性比女性多见。下肢动脉硬化闭塞症常可并发高血压、冠心病、糖尿病等，严重时可发生肢体坏疽，截肢率和病死率较高。

（二）临床表现

下肢动脉硬化闭塞症的临床表现主要是下肢缺血症状，症状出现的早晚、轻重和血管闭塞的部位、长度，以及侧支循环的形成有关。根据病情轻重可出现以下症状。

1. 初发症状　肢体畏寒伴肢体发凉，寒冷刺激可使小动脉痉挛引起疼痛。同时出现下肢麻木、蚁行感。这些症状常不被重视。

2. 间歇性跛行　是本病典型的临床表现之一，表现为活动之后出现下肢供血不足，从而产生肌肉疼痛、痉挛或疲乏无力，必须停止活动或行走，休息 1～5 分钟后缓解，再继续行走相同的距离又出现疼痛。

3. 静息痛　病变晚期在休息状态下也发生疼痛，最初在足趾发生，其后可发展至足底及踝部。疼痛分布范围各异，特别是夜间平卧 10～20 分钟后发生，静息痛剧烈，严重影响睡眠和日常生活。

4. 足部溃疡或坏疽　晚期可出现足趾发绀，皮肤发亮，趾甲变厚、变形等。病变继续发展将产生局限肿胀或水疱，进而产生自发性溃疡或坏疽。

（三）治疗原则

1. 非手术治疗

1）一般治疗：戒烟，控制血压、血糖、血脂，注意患肢保暖，加强运动。

2）药物治疗：抗血小板（阿司匹林、硫酸氢氯吡格雷片）、扩张血管和改善循环药物。

2. 血管腔内治疗

采用斑块旋切、球囊扩张、支架植入术等，创伤小。

3. 外科治疗

主要采用各种血管转流术、血管内膜剥脱术等。

（四）护理措施

1. 术前观察及护理要点

1）心理护理：大多数患者对下肢动脉硬化闭塞症了解不足，加上长期病痛折磨极易引发患者负面情绪，影响治疗效果。因此，护理人员应多向患者及家属宣教相关疾病知识，充分解答患者疑虑；对于担心治疗效果的患者，多介绍成功病例，同时鼓励家属多陪伴支持患者，增强其治疗信心。

2）活动与休息：注意保暖，避免缺血肢体受压，鼓励患者适当活动，建立侧支循环。

3）病情观察：观察患肢感觉，皮肤温度、颜色，检查股动脉、胫后动脉、足背动脉搏动情况，监测踝肱指数并详细记录。注意患肢保暖，避免用热水袋、电热毯等直接给患肢加温。勿使肢体暴露于寒冷环境中，以免血管收缩。保持足部清洁。如有皮肤溃疡或坏死，应保持局部清洁干燥，加强创面换药，预防感染。对于合并高血压、糖尿病的患者要遵医嘱监测血压、血糖的变化。

4）疼痛的护理：患者在夜间疼痛尤为剧烈，了解患者的疼痛情况，采用数字评分法评估疼痛并及时记录，多与患者聊天、让患者多听音乐来分散注意力，必要时给予镇痛药物治疗。

5）药物护理：给予抗血小板、扩张血管、活血化瘀等药物。

6）饮食护理：指导患者戒烟酒，进食高蛋白、富含维生素、低盐、低脂、低糖饮食，多吃蔬菜，血糖正常的患者鼓励多吃水果。

2. 术后观察及护理要点

1）病情观察：

（1）严密监测生命体征。给予心电监护应用，严密观察患者心率、血压及血氧饱和度变化，合并肺源性心脏病或有缺氧表现者给予氧气吸入。

（2）体位与活动。外科全身麻醉术后给予去枕平卧位；行腔内介入术后，平卧 24 小时，术后穿刺处用盐袋压迫 4～6 小时，8 小时后穿刺周围无肿胀、无渗出情况者协助患者翻身，按摩受压部位。指导患者在床上行足背伸屈运动，促进血液循环。

（3）患肢的观察。密切观察患肢的肤温、肤色，足背动脉搏动有无较前改善，患者疼痛及肿胀有无改善。观察患肢有无缺血 - 再灌注损伤，若患肢肿胀加重、伴张力性水疱等，及时告知医生，给予患肢抬高。

2）药物护理：术后给予抗血小板治疗，部分患者可能需要溶栓治疗，预防术后血栓再次形成。用药期间监测凝血酶原时间，观察皮肤黏膜有无出血及皮下瘀斑等情况。如有出血倾向立即告知医生，调整治疗剂量。

3）饮食护理：全身麻醉术后暂禁食，6 小时后无恶心、呕吐情况（无须排气），可协助患者少量饮水，再逐渐过渡到流食、半流食。腔内介入术后进食高蛋白、富含维生素、低盐、低脂、低糖饮食，多吃蔬菜和水果，合并糖尿病的患者指导其糖尿病饮食。术后指导患者多饮水，促进造影剂的排泄。

3. 并发症的观察与护理

1）急性动脉血栓形成：患者治疗后已经完全通畅或好转的下肢动脉搏动再次减弱、皮温降低、肤色苍白或疼痛加重。预防及护理措施：术后遵医嘱及时准确应用抗凝药及溶栓药，对于下肢动脉搏动及皮温肤色认真进行床头交接班。一旦怀疑发生急性动脉血栓形成，应立即报告医生，必要时急诊行切开取栓、抽栓等治疗。

2）血肿及假性动脉瘤：导致血肿或假性动脉瘤的原因可能为反复多次穿刺、导管过粗、血管壁损伤严重、患者凝血机制差、血小板严重减少或术中肝素用量过大、压迫止血方法不当、压迫时间过短、下肢活动过早等。医生应严格把握拔除鞘管的时机，拔管后准确压迫。小量血肿的处理方法：用弹力绷带重新加压包扎，并沙袋加压。发生较大血肿或假性动脉瘤，应及时通知医生，行超声检查，必要时急诊行血肿清除或假性动脉瘤切除。

3）下肢过度灌注综合征：术后闭塞动脉血流通畅，当局部皮肤呈现紫红色，皮温高，局部肿胀，以小腿和足部为明显，可判断为过度灌注综合征。处理措施：下肢抬高 30°，肿胀部位给予硫酸镁每日 3 次湿敷，疼痛难忍者遵医嘱给予镇痛剂。如怀疑发生骨筋膜室综合征，及时告知主管医生行肢体切开减压。

（五）出院指导

1）生活指导：养成良好的生活习惯，劳逸结合。高血压、高血脂、糖尿病患者积极治疗原发病，肥胖者应减体重。

2）饮食指导：禁烟、禁酒，禁食高脂及刺激性食物。多食蔬菜、水果、豆类食品，保持排便通畅。

3）用药指导：遵医嘱按时、按量服药治疗，不能擅自更改服用剂量。服药期间观察牙龈有无出血、大小便颜色变化、皮下出血点等，定期复查凝血功能。

4）患肢护理：保护患肢，做适当的功能锻炼。保持清洁卫生，修剪趾甲，穿棉质袜子和舒适鞋子。

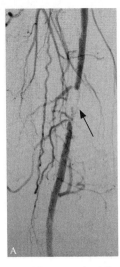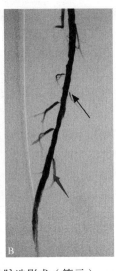

图 2-15　右下肢动脉造影术（箭示）

A. 术前；B. 术后

5）定期随访：出院后 1~3 个月门诊复查，若有不适及时复诊。

（六）病例分析

患者，男，38 岁。入院时查体：右下肢踝关节以下皮温凉，肤色发绀，足背动脉搏动未触及。测得右侧踝肱指数 0.7，左侧踝肱指数 1.1。CTA 结果回示：右下肢股浅动脉闭塞。

手术方式：行"右下肢动脉造影＋斑块旋切术"，术后出现右下肢肿胀，皮温高，张力高；术后第 2 天右下肢足背屈受限，疼痛剧烈，给予镇痛药物应用后不缓解，立即行"右下肢动脉造影＋小腿骨筋膜室切开减压术＋VSD 引流术"。术后右侧足背动脉搏动、胫后动脉搏动可触及，足趾活动好（图 2-15）。

临床护理问题解析：

该患者术后发生骨筋膜室综合征，急诊行骨筋膜室切开减压术后观察和护理措施有哪些？

1）VSD 引流管的护理：妥善固定引流管，保持切口引流通畅，避免引流管折叠、受压，保证各接头紧密连接，同时需要看到引流管内有水柱波动，确保其装置处于密闭状态且管路通畅。引流瓶位置低于创面 20cm，有利于引流；注意观察引流液的颜色、性质、量，若引流液短时间突然增多且颜色为鲜红提示有活动性出血，并立即报告医生并配合止血处理。

2）手术切口的护理：观察切口局部固定情况，注意贴膜是否与皮肤贴合紧密。若发现贴膜松脱、潮湿，表示管路存在漏气，立即报告医生，更换 VSD 装置，保持有效引流。

3）用药护理：术前预防性应用抗生素，术后遵医嘱正确使用抗生素 5~7 天，降低切口感染的风险；术后遵医嘱使用阿司匹林口服，用药期间观察创口有无出血，VSD 引流液量、性质有无变化，监测凝血酶原时间，预防出血。

三、主 - 髂动脉闭塞症

（一）疾病概念

主 - 髂动脉闭塞症指因动脉粥样硬化引起的累及腹主动脉末端至主髂动脉分叉处的闭塞性疾病，可引起下肢缺血症状。是血管外科较常见的大动脉闭塞性疾病之一。本征由 Leriche 于 1940 年首先描述，病变形成甚为缓慢，多数先起自一侧髂总动脉，而后向主动脉分叉处发展，继则发生粥样溃疡，形成血栓使管腔变窄，阻碍血流，最后两侧髂总动脉和主动脉闭塞。

（二）临床表现

（1）急性起病的患者，如主动脉骑跨栓，患者会出现下肢急性缺血的典型 6P 症状：疼痛、皮肤苍白、皮温降低、运动障碍、动脉搏动消失和感觉异常。如果不能得到有效治疗，会危及生命。

（2）慢性起病的患者，多继发于主动脉的原发疾病。症状持续时间长，根据严重的程度有下肢冷麻、间歇性跛行、静息痛、溃疡等；男性患者常有阳痿，最早出现的典型病变部位通常位于足趾的趾端。

（三）治疗原则

1）传统手术：主髂（股）动脉人工血管转流术，其疗效确切，远期血管通畅率高。

2）腔内治疗：包括球囊扩张和支架植入术、置管溶栓术，其成功率和远期通畅率亦较高。

（四）护理措施

1. 术前观察及护理要点

1）心理护理：患者的心理问题主要集中在患肢间断发作的疼痛和溃疡造成的客观痛苦及焦虑；对疾病预后、疗效及费用担忧；尤其是阳痿患者对性功能恢复程度的不确定性，均造成患者的心理负担。护士要注意观察和倾听，鼓励患者沟通。对疼痛患者，首先解决疼痛问题，除常规应用镇痛药外，还可通过看书、聊天、听音乐等方法，既可转移注意力，又可消除他们的焦躁及恐惧心理；然后介绍相关治疗方法和配合事项，鼓励患者树立信心，并在一定程度上面对疾病。

2）病情观察：每日观察患者双下肢缺血情况，观察股、腘、胫后动脉及足背动脉搏动强度，观察皮肤温度、色泽、感觉，溃疡面大小，以及有无麻木和静息痛发作时间。用温水洗脚，棉巾轻轻拭干，不可用力摩擦、揉搓皮肤。肢端皮肤保持清洁，防止干燥开裂；注意修剪趾甲，防止外伤。禁止冷热敷。对感染创面，每日清创换药。鞋子应宽松、干净。

3）饮食护理：积极改善患者全身营养状况，进高热量、高蛋白、富含维生素、低脂饮食。

4）完善术前检查：术前全面了解患者全身情况，尤其是心、肝、肾、肺功能及脑供血情况等。糖尿病患者术前控制血糖；注意血细胞比容、血小板计数、凝血酶原时间等指标。

2. 术后观察及护理要点

1）病情观察：

（1）严密监测生命体征。给予心电监护应用，观察患者生命体征情况，观察患者有无疼痛不适。

（2）体位护理。术后协助患者取平卧位，穿刺处绷带加压包扎，术侧肢体制动6～8小时，观察穿刺处局部有无肿胀、渗血。

（3）下肢循环的观察。观察患者双下肢股、腘、胫后动脉及足背动脉搏动情况，观察肢体温度、色泽、感觉，与术前做对比。疼痛剧烈时遵医嘱适当给予镇痛药，以免引起动脉痉挛。若发现肢端发绀、发凉、疼痛、动脉搏动消失等，警惕急性动脉血栓形成或严重缺血-再灌注损伤的发生，应及时通知主管医生给予相应处理。

（4）溶栓导管的护理。导管用弹力绷带妥善固定于肢体上，防止移位、折断、脱出，测量外露长度并做出标记。每次用药前检查导管是否通畅。

2）用药护理：术后常规应用抗凝药物治疗可有效防止动脉血栓形成。用药期间严密监测凝血指标。密切观察患者皮肤、黏膜、牙龈有无出血。穿刺处或切口有无渗血，并根据凝血指标及观察结果随时调整用药量。同时注意抗凝药物的使用时间和剂量，严格遵医嘱执行。

3）饮食护理：本病发病原因复杂，高血压、糖尿病和高血脂都可成为发病和加重的危险因素。鼓励患者多进高蛋白、富含维生素饮食，如蔬菜、鱼、豆奶等。复合维生素B可维持血管平滑肌的弹性；维生素C可促进创面愈合；对富含维生素K的食物应定量，如菠菜、动物肝脏，以免影响抗凝药物效果。少食动物脂肪及胆固醇含量较高的食物，禁食酸辣等刺激性食物，有高血压者应限制钠盐的摄入，糖尿病者要低糖饮食。避免食用影响药物代谢的食物和药物。

4）功能锻炼：正确指导功能锻炼，提高患者术后生活质量。由于久坐和不运动，严重动脉缺血的患者可造成患肢失用性肌肉萎缩，而许多患者又通过屈膝、屈髋来缓解疼痛，久之易导致关节僵直及膝、髋关节屈曲性挛缩。虽然术后患肢血运很快恢复，但如不及时进行正确的功能锻炼，则难以使患肢恢复正常运动功能。术后针对个体的特殊情况，制定并指导实施适宜的肢体锻炼，可降低残障的可能，提高患者术后生活质量。

3. 并发症的观察与护理

1）出血：密切观察生命体征，以及敷料及穿刺点压迫情况。如有大量、持续渗血或血肿，应及时报告医生，给予评估出血情况并重新压迫或调整抗凝治疗方案。

2）支架或人工血管内血栓形成：经治疗血管完全通畅后，若再次出现下肢动脉搏动减弱、皮温降低或疼痛，则怀疑再次发生血栓，应立即报告医生，必要时行血管造影、取栓或留管溶栓等治疗。预防及护理：术后按医嘱及时准确给予抗凝药，对于下肢动脉搏动及皮温皮色认真进行床头交接班，按时巡视。

3）血管再通综合征：对于闭塞时间长且肢端组织发生变性坏死者，血管再通后，坏死组织的大量代谢产物进入血液循环，临床常出现重度酸中毒、高钾血症、低血压休克及肾衰竭。因此，术后应密切注意患者的全身情况、精神状态、呼吸情况及尿量改变，记录每小时尿量，使尿量＞50ml/h，注意监测电解质及肾功能、血气分析。患者如出现呼吸深大、尿量＜30ml/h、躁动不安时，立即报告医生给予相应处理。

（五）出院指导

1）生活指导：向患者讲明吸烟的危害性，终身禁烟。生活规律，保持良好的作息规律，适当活动，活动量应循序渐进，以不感到劳累为主。出院后可正常生活，但不宜进行剧烈、过度的运动，可进行如散步、抬腿、打拳等运动，以增加血管壁的弹性的运动。嘱患者勿赤脚走路，避免外伤，鞋子必须合适。女性患者勿穿高跟鞋，避免压迫，穿纯棉袜子，每日更换，避免感染。

2）饮食指导：指导患者出院后继续高蛋白、富含维生素、低脂饮食。

3）药物指导：硫酸氢氯吡格雷片75mg/d口服6个月，阿司匹林肠溶片100mg/d终身服用。术后溶栓不完全者，终身口服抗凝药物。服用华法林者，定期进行PT检测，根据实验室检查结果调整药物用量。向患者和家属讲明抗凝的必要性，并注意观察患者皮肤、黏膜、牙龈有无出血点，有无肉眼血尿和粪便带血，女性患者有无月经量过多、经期延长等，如发现以上情况及时就诊。

4）定期随访：遵医嘱定期复查，不适时随时复诊。

（六）病例分析

患者，男，46岁。5天前无明显诱因出现后腰部持续性疼痛，呈锐痛，放射至前右腹部不适，休息后疼痛减轻，呕吐为胃内容物，具体量不详，进食水后继续呕吐，无头晕疼痛、胸闷心慌、呼吸困难，急诊以"主髂动脉闭塞"收入院。既往有高血压病史，未规律口服降压药，吸烟25年，平均每天40支。

主要辅助检查及阳性结果：活化部分凝血活酶时间42.90秒，D-二聚体12.21mg/L。

主动脉CTA检查：肾动脉以下层面腹主动脉完全栓塞，腹主动脉硬化，右肾前下部梗死。

手术方式：主动脉造影＋双侧髂动脉造影并球囊扩张＋置管溶栓术（图2-16）。

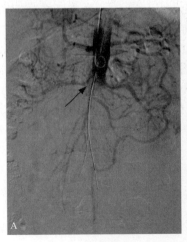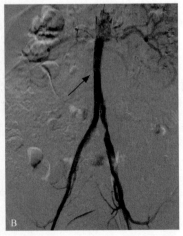

图2-16 主动脉手术造影（箭示）

A.术前；B.术后

临床护理问题解析：

针对该患者口服华法林，该如何进行饮食宣教？

（1）富含维生素 K 的食物会使华法林的抗凝作用下降，这类食物主要有菠菜、卷心菜、芹菜、胡萝卜等。其中绿叶蔬菜维生素 K 含量较高，如菠菜、韭菜。

（2）有些食物能增强华法林的抗凝作用，如大蒜、生姜。芒果中含有维生素 A、C、B_1、B_6 等，与华法林合用也可增强其抗凝作用。

四、糖尿病足

（一）疾病概念

糖尿病足（diabetic foot，DF）是因糖尿病导致血管和（或）神经病变引起下肢异常改变的总称。下肢末梢部分因神经病变而失去感觉，因缺血而失去活力，然后合并感染，预后不良，结局多是溃疡→截肢→死亡。足部破溃史、周围血管病变及多种慢性并发症是导致死亡的主要原因。该病女性多于男性。

（二）临床表现

因糖尿病慢性渐进性发展，最终致肢端缺血、周围神经病变、坏疽等。根据糖尿病足病变的性质分为干性坏疽、湿性坏疽而混合型坏疽；根据糖尿病足的病变程度由轻到重划分 0~5 级。对于坏疽严重的 4~5 级坏疽，由于造成骨质破坏、骨髓炎及骨关节病变或形成假关节，宜行截肢术或截趾术（表 2-1）。

表 2-1 糖尿病足 Wangner 分级

分级	临床表现
0 级	有发生足溃疡的危险因素，但目前无溃疡
1 级	足部表浅溃疡，无感染征象，突出表现为神经性溃疡
2 级	较深溃疡，常合并软组织感染，无骨髓炎或深部脓肿
3 级	深部溃疡，有脓肿或骨髓炎
4 级	局限性坏疽（趾、足跟或前足背），其特征为缺血性坏疽，通常合并神经病变
5 级	全足坏疽

（三）治疗原则

1）非手术治疗：

（1）一般治疗包括戒烟，控制血压、血糖、血脂，注意患肢保暖，加强运动。

（2）药物治疗包括抗血小板（阿司匹林、硫酸氢氯吡格雷片）、扩张血管和改善微循环药物。局部清创，有效应用抗生素。

2）血管腔内治疗：球囊扩张、支架植入术等，创伤小，简便易行，安全有效。

3）外科治疗：主要采用大隐静脉或人工血管搭桥，重建下肢动脉血流，局部有溃疡者可行创面处理或植皮。

4）截肢（趾）：血管完全闭塞或严重感染非手术治疗无效且危及生命者，可行截肢（趾）。

（四）护理措施

1. 术前观察及护理要点

1）心理护理：由于糖尿病是一种慢性疾病，加之患者足部病变不易愈合的痛苦，甚至有截肢的可能，患者极易产生焦虑或预感性悲哀的心理，应给予心理护理。

2）活动与休息：注意保暖，避免缺血肢体受压，鼓励患者适当活动，建立侧支循环。

3）患肢（足）的护理：观察患肢（足）皮肤温度、颜色，末梢动脉搏动情况。注意保暖，避免用热水袋、电热毯等直接给患肢加温。勿使肢体暴露于寒冷环境中，以免血管收缩。保持足部清洁。如有皮肤溃疡或坏死，应保持局部清洁干燥，加强创面换药。由于神经病变，足部感觉迟钝，患者应穿着松、软、舒适的鞋袜。

4）疼痛的护理：

（1）给患者创造安静舒适的环境，患肢剧烈疼痛时不要过多地活动、碰撞、干扰患肢，遵医嘱给予镇痛药物。

（2）教会患者掌握一些心理放松方法，如缓慢呼吸、全身心放松、听轻音乐转移注意力等方法减轻疼痛。

（3）遵医嘱给予改善微循环、营养神经、抗感染的药物及适宜的创面局部处理，减轻肢端缺血、周围神经病变或坏疽症状，使疼痛症状减轻。

5）测量踝肱指数并做好记录。

6）控制血糖：遵医嘱按时测血糖，应用胰岛素，并引导、教会患者自测血糖，合理饮食，告知患者低血糖的早期识别与处理方法，如果出现强烈的饥饿感、软弱、无力、心悸多汗、虚脱症状时，应立即进食糖类食物，重者立即静脉推注葡萄糖。

7）饮食护理：遵医嘱指导患者糖尿病饮食，控制每天摄入总热量，达到或维持理想体重；平衡膳食；食物选择多样化，谷类是基础；限制脂肪摄入量；适量选择优质蛋白质；减少或禁忌单糖及双糖食物；高纤维素膳食；减少食盐摄入；坚持少量多餐、定时、定量；多饮水，限制饮酒。

2. 术后观察及护理要点

1）病情观察：

（1）严密监测生命体征。给予持续心电监护并记录，观察患者有无发热。

（2）穿刺部位及手术切口的护理。由于术前、术后使用抗凝药物，穿刺部位或手术切口处易出血，因此，除绷带加压包扎外，指导患者穿刺侧肢体制动。

（3）体位护理。绝对卧床休息，平卧24小时。术后穿刺处盐袋压迫4～6小时，穿刺处制动6～8小时。

（4）患肢的观察。密切观察患肢的肤温、肤色，足背动脉搏动有无较前改善，患者疼痛有无改善。观察患肢有无缺血 - 再灌注损伤，如患肢有无肿胀加重、有无张力性水疱等。

（5）观察踝肱指数的变化，与术前做对比，以观察病情变化。

2）药物护理：术后抗血小板药或溶栓治疗。用药期间监测凝血酶原时间，观察皮肤黏膜有无出血及皮下瘀斑等情况。如有出血倾向立即告知医生，调整治疗剂量。

3）饮食护理：指导患者糖尿病饮食。术后当天要指导患者多饮水，加速造影剂的排泄，预防造影剂肾病。

3. 并发症的观察与护理

1）急性动脉血栓形成：表现为患者治疗后动脉完全通畅的下肢动脉搏动再次减弱、皮温降低、肤色苍白或疼痛加重。一旦发生应立即报告医生，必要时急诊行切开取栓、抽栓等治疗。预防及护理措施：术后遵医嘱及时准确应用抗凝药及溶栓药，对于下肢动脉搏动及皮温肤色认真进行床头交接班。

2）血肿及假性动脉瘤：导致血肿或假性动脉瘤的原因可能为反复多次穿刺、导管过粗、血管壁损伤严重、患者凝血机制差、血小板严重减少或术中肝素用量过大、压迫止血方法不当、压迫时间过短、下肢活动过早等。医生应严格把握拔除鞘管的时机，拔管后准确压迫。小量血肿的处理方法：用弹力绷带重新加压包扎，并沙袋加压。发生较大血肿或假性动脉瘤，应及时通知医生，分析原因，必要时行血肿清除或假性动脉瘤切除术。

3）下肢过度灌注综合征：术后闭塞动脉血流通畅，当局部皮肤呈现紫红色，皮温高，局部肿胀，以小腿和足部为明显，可判断为过度灌注综合征。处理措施：下肢抬高30°，肿胀部位给予硫酸镁每日3次湿敷，疼痛难忍者遵医嘱给予镇痛药。如怀疑发生骨筋膜室综合征，及时告知主管医生行肢体切开减压术。

（五）出院指导

1）生活及饮食指导：养成良好的生活习惯，劳逸结合，控制血糖。禁烟、禁酒，禁食高脂及刺激性食物。多食蔬菜、豆类食品，保持排便通畅。

2）用药指导：遵医嘱按时、按量服药治疗，不可擅自更改服用剂量。服药期间观察牙龈有无出血、大小便颜色变化、皮下出血点，遵医嘱定期复查并及时调整药物。

3）患肢护理：保护患肢，做适当的功能锻炼。保持清洁卫生，修剪趾甲，穿棉质袜子和舒适鞋子。

4）定期随访：出院后1~3个月门诊复查，若有不适及时复诊。

（六）病例分析

患者，男，46岁。4个月前出现右足趾破溃，于当地医院就诊未见明显效果，门诊以"糖尿病足"为诊断收入院。入院时查体：右下肢皮温凉，足背动脉搏动未触及，右足第4、5足趾肤色发黑伴破溃，患者间断诉足部疼痛。测得空腹血糖15.8mmol/L。既往高血压、糖尿病史10年，血压、血糖控制差。CTA结果示右下肢胫后动脉、足背动脉重度狭窄。

手术方式：右下肢动脉造影并球囊扩张成形术（图2-17）。

临床护理问题解析：

该患者出院时责任护士应教会患者足部自我护理的措施有哪些？

（1）为防止足部溃疡面扩大，应对糖尿病患者及家属进行健康教育。指导患者戒烟，适当控制血糖、血脂、血压。预防感染和受凉，防止血管和神经病变。

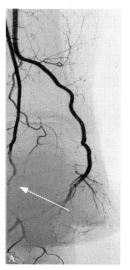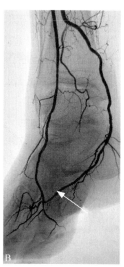

图2-17　球囊扩张成形术（箭示）

A. 术前；B. 术后

（2）每日检查双足是否有红肿、硬结、皮肤破溃等，趾间是否有浸渍、糜烂等，自我检查双足皮肤的感觉。

（3）避免使用刺激性强的肥皂及过热的水洗脚，洗脚前用手测试水温，水温不超过43℃，避免烫脚。洗完后擦干皮肤，尤其足趾间皮肤。皮肤干、皲裂者可涂抹护肤品（足趾间不宜涂抹）；注意足部卫生，减少真菌感染。保持床铺整洁、干燥、无渣屑、无皱褶，避免皮肤长期受压。天气寒冷时，睡觉时建议穿着松软、棉质的袜子。

（4）修剪趾甲应在光线充足的条件下，平行修剪，不宜修剪太深，切记使用刀片、趾甲剪尖锐的边缘去角质化。

（5）选择松紧适宜、柔软舒适的鞋袜。选择鞋底厚实柔软的鞋子，如布鞋、棉鞋等，穿鞋前应先检查鞋内是否有异物。注意足部保暖，避免赤脚行走或赤脚穿鞋。

五、血栓闭塞性脉管炎

（一）疾病概念

血栓闭塞性脉管炎（Buerger）病是血管的炎性、节段性和反复发作的慢性闭塞性疾病。本病主要侵袭四肢的中、小动静脉，以下肢多见，好发于男性青壮年。病因包括外在因素和内在因素。外在因素主要有吸烟，寒冷与潮湿的生活环境，慢性损伤和感染。内在因素包括自身免疫功能紊乱，性激素和前列腺素失调及遗传因素。

（二）临床表现

第一期：局部缺血期，以感觉和皮肤色泽改变为主。主要表现为麻木、发凉、怕冷、活动后易疲劳，下肢沉重和轻度间歇性跛行，患肢皮温稍低、肤色苍白、足背动脉搏动弱。

第二期：营养障碍期，以疼痛、营养障碍为主。除患肢麻木、发凉、怕冷、酸胀、沉重等症状加重外，间歇性跛行日益加重，行走距离缩短，休息时间延长，疼痛逐渐转为持续性静息痛。夜间更为剧烈，患者常屈膝抱足而坐。皮肤温度下降，肤色苍白或出现花斑，皮肤干燥；足背动脉搏动消失，腘动脉、股动脉搏动也可减弱。

第三期：组织坏死期，以溃疡和坏疽为主。除前两期症状继续加重外，患肢严重缺血，患肢足趾发黑、干瘪、坏疽、溃疡，静息痛更为加重，经久不息。患者日夜不眠，屈膝抱足而坐或借助下垂肢体以减轻痛苦，致使肢体肿胀。

（三）治疗原则

1）非手术治疗：戒烟、保暖、扩血管、抗凝、抗栓、高压氧疗。

2）手术治疗：

（1）斑块旋切、内膜切除术。

（2）动脉旁路移植术。

（3）分期动脉 - 静脉转流术。

（4）介入球囊扩张成形术、支架植入术。

（四）护理措施

1. 术前观察及护理要点

1）心理护理：血栓闭塞性脉管炎导致的下肢疼痛给患者带来很大的痛苦和恐惧，因此应向患者耐心讲述本病的相关知识和治疗方法及原理，让患者消除疑虑，减轻心理负担。同时教给患者使用分散注意力的方法来减轻疼痛，树立其战胜疾病的信心，使患者能主动参与到疾病治疗和后期康复中。

2）体位与休息：剧烈疼痛时指导患者卧床休息，禁止使用热水袋热敷患肢，防止烫伤，应使用盖被保暖。指导患者进行伯尔格运动法锻炼 20 分钟，每天数次，促进侧支循环的建立。

3）病情观察：观察疼痛的性质、持续时间和程度。每天观察肢端动脉搏动情况，患肢皮肤的温度、颜色。

4）药物护理：遵医嘱给予抗血小板、扩血管药物应用，指导患者自我观察有无牙龈及皮肤黏膜等出血倾向。

5）饮食护理：饮食宜高蛋白、低脂肪、高热量、富含维生素、高纤维，多食新鲜蔬菜、水果、粗粮、豆类，适量的蛋肉为宜。

2. 术后观察及护理要点

1）严密监测生命体征：术后给予心电监护应用，监测患者生命体征情况，询问患者有无不适，注意有无发热情况。

2）穿刺处及切口的护理：术后患者卧床休息，平卧 4～6 小时。介入术后穿刺部位加压包扎，并观察局部有无渗出和血肿，绷带不宜过紧，观察患者脉搏搏动情况。外科术后观察切口有无渗血，引流管妥善固定，做好标记，保持通畅在位，有效引流。

3）体位护理：术后患者平卧位，第2天患者在护士的帮助下取侧卧位。在床上活动时避免动作过大、避免用力排便，防止管道脱出及穿刺处或切口处渗血或出现血肿。

4）末梢循环的观察：观察患者双下肢股、腘、胫后动脉及足背动脉搏动情况，观察其温度、色泽、感觉、毛细血管充盈度。

5）用药护理：遵医嘱给予抗血小板、扩血管药物，指导患者自我观察有无牙龈及皮肤黏膜等出血倾向。

6）饮食护理：饮食宜高蛋白、低脂肪、高热量、富含维生素、高纤维，多食新鲜蔬菜、水果、粗粮、豆类，适量的蛋肉为宜。

3. 并发症的观察与护理

1）出血及皮下血肿：是抗凝治疗常见的并发症，因此应密切观察全身各器官系统有无出血倾向，如有出血发生，立即通知医生对症处理。如穿刺处少量渗血者，调整药物剂量，给予局部加压包扎、更换敷料，并向患者及家属做好解释工作。

2）支架或人工血管内血栓形成：经治疗后完全通畅或好转的下肢动脉再次出现搏动减弱、皮温降低或疼痛。术后遵医嘱及时准确给予抗凝药，对于下肢动脉搏动及皮温肤色认真进行床头交接班，按时巡视。一旦怀疑，应立即报告医生，积极做好术前准备。

3）感染：保持患者皮肤的完整性或局部创面不发生新的感染。避免局部外伤，防止肢端发生溃疡。患者足趾有溃疡或感染时，应将各趾分离，避免脓汁浸渍邻近足趾；出现湿性坏疽者，每天及时清创换药，使局部裸露成为干性坏疽，使其自行脱落。必要时，从患者溃疡面取标本做细菌培养，合理应用抗生素。

（五）出院指导

1）生活指导：生活规律，保持情绪稳定，绝对禁烟、酒，乙醇及烟草中尼古丁可引起血管痉挛，加重组织缺血。指导患者适当活动。

2）饮食指导：出院后指导进食高蛋白、低脂肪、高热量、富含维生素、高纤维饮食，多食新鲜蔬菜、水果、粗粮、豆类，适量的蛋肉为宜。

3）药物指导：遵医嘱服用阿司匹林、硫酸氢氯吡格雷片，切勿自行改量、停药，监测凝血功能，并及时告知主管医生。如有不适及时来医院就诊。

4）定期随访：出院3～6个月后到门诊复查。

（六）病例分析

患者，男，37岁。3年前无明显诱因出现间歇性跛行，自行服用"舒筋丸"后症状缓解。1年前出现左足趾溃疡、足部发凉。以"1. 血栓闭塞性脉管炎；2. 左足趾坏疽"为诊断收入院。入院在查体：左足部皮温发凉，第四、五足趾发黑，足背动脉搏动未触及，诉左足疼痛，夜间加重。

既往史：吸烟史22年，平均每日40支。

辅助检查和阳性结果：INR，1.63。

手术方式：正确选择性左下肢股、腘、腓动脉造影＋药涂球囊扩张成形术（图2-18）。

临床护理问题解析：

该患者在术前被告知有可能截肢的情况下，对未来的生活质量十分担忧，我们应采取怎样的护理措施呢？

（1）首先了解患者的病情、文化程度等。护理人员要与患者积极沟通，交流时要保持语言亲切、态度温和，耐心开解患者，关心患者的生活起居，提高患者对护理人员的信任感。

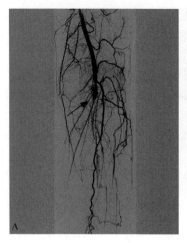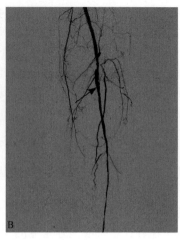

图 2-18　手术造影前后（箭示）

A. 术前；B. 术后

（2）除了要针对患者的不良心态实施护理外，还要将手术的操作方式告知患者，消除患者对手术的恐惧，告知患者手术流程，同时细致地向患者讲明手术的必要性，以及不截肢的危害性，告知患者即使截肢术后也可安装假肢，重建功能，要让患者了解去除坏疽的肢体可以止痛，还可以使生命延续。

（3）保持病房卫生、环境安静，以帮助患者放松心情，减轻思想负担，家人多陪伴。

六、假性动脉瘤

（一）疾病概念

假性动脉瘤指由于外伤、医源性损伤或炎性血管瘤等致动脉壁破裂出血，血液自此破口流出而被血管周围较厚的软组织包裹，由于动脉搏动的持续冲击，形成囊性或囊实性搏动性包块。常在伤后 1 个月，血肿机化形成外壁，动脉内膜细胞延伸形成内膜，称为假性动脉瘤。与真性动脉瘤的区别在于，其不像真性动脉瘤那样具有动脉血管的外膜、中层弹力纤维和内膜三层结构。可发生于全身各部位的血管，但以四肢，尤其是股动脉更常见。

（二）临床表现

1）四肢假性动脉瘤：临床较多见。最常见的症状是肢体局部出现进行性增大的搏动性肿物，随着肿物的增大可表现出肢体活动受限，局部疼痛；瘤体破裂可引起剧痛。另一常见症状为反复发作的血栓形成或远端动脉栓塞所引起的缺血症状。

2）主动脉假性动脉瘤：临床较少见。

（三）治疗原则

1）外科手术：动脉结扎术、动脉瘤切除修补术、动脉吻合术及血管移植等。

2）血管腔内治疗：应用弹簧圈填塞假性动脉瘤腔或载瘤动脉，或覆膜血管内支架隔绝瘤腔。

（四）护理措施

1. 术前观察及护理要点

1）心理护理：向患者讲解疾病有关知识，消除其恐惧、焦虑心理。

2）饮食与体位护理：协助患者患肢制动。进食高蛋白、富维生素饮食，多吃蔬菜和水果。保持排便通畅，必要时须协助床旁排便。

3）病情观察：密切监测血压变化，观察瘤体及患肢血运。患肢禁止压迫、穿刺及测血压，防止瘤体破裂。尤其是局部皮肤破溃者，入院后用记号笔在瘤体边界做标记，密切观察其大小、硬度，局部皮肤温度及颜色变化，同时观察患肢远端血液循环情况，注意患肢主诉，控制并保持血压稳定，防止因血压过高而致瘤体破裂出血。患者自诉胸腹及四肢疼痛须及时报告主管医生。

2. 术后观察及护理要点

1）病情观察：

（1）严密监测生命体征。尤其是血压情况。观察切口有无渗血、渗液，保持敷料干燥。观察患肢血运情况。

（2）体位护理。腔内介入术后上肢患者术后可下床活动；下肢患者术后要制动，观察四肢血压，避免局部压迫，加强巡视，防止翻身时压迫患肢。外科手术术后2~3天可根据情况下床适当活动。

2）饮食护理：术后禁食辛辣刺激食物，多食水果、蔬菜，富含纤维素及豆类食品，尤其要遵守原发病的饮食要求。

3）药物护理：外科手术术后遵医嘱根据具体情况选用抗生素。腔内血管介入术后，应用抗血小板或抗凝药物，预防血栓的形成。

3. 并发症的观察与护理

1）血栓形成、狭窄：可发生于支架内，应严格按医嘱进行溶栓治疗。

2）感染　皮下血肿是最好的细菌培养基，切口要保持无菌、通畅引流、勤换药，可适当应用抗生素预防感染。

（五）出院指导

1）生活指导：指导患者适当活动，注意休息，养成良好的工作、休息和饮食规律。禁烟、戒酒，避免劳累及精神高度紧张。

2）饮食指导：指导患者进食低脂、低胆固醇饮食。

3）定期随访：院外遵医嘱服用抗凝药物，如出现牙龈出血、皮下出血等问题时及时就诊；术后3个月复查彩超，以后每6~12个月复查。注意复查原发病。教会患者自我检查的方法，如四肢发现异常搏动性肿块应及时就诊。

（六）病例分析

患者，男，55岁。外伤致左股骨下端骨折，行"股骨骨折切开复位内固定术"，术后行彩超检查示：左股浅动脉下端假性动脉瘤。急诊以"左股浅动脉假性动脉瘤"为诊断收入院。高血压病史10年余。

手术方式：左下肢动脉造影并支架植入术（图2-19）。

临床护理问题解析：

该患者急诊入院时诉左大腿瘤体部疼痛，为预防假性动脉瘤破裂，接诊护士应采取哪些护理措施？

1）体位护理：绝对卧床休息，保持环境安静，能在床旁完成的检查尽量不要外出，避免不必要的搬动。

2）心理护理：主动关心患者，帮助患者熟悉所处的新环境，减少对监护仪、输液泵等仪器等的陌生感；鼓励患者积极配合治疗；避免患者情绪激动，必要时遵医嘱使用镇静药。

3）严密监测生命体征：持续心电监护，严密观察生命体征的变化，遵医嘱应用药物控制血压、心率。局部应用弹力绷带适当加压固定。

4）病情观察：注意观察患者的症状和体征，重视患者主诉，遵医嘱合理应用镇痛药物。如

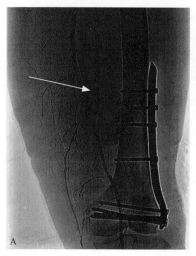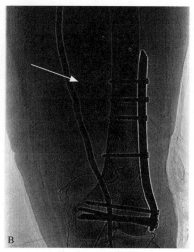

图 2-19　左下肢动脉术前后造影对比（箭示）

A. 术前；B. 术后

出现疼痛加剧、面色苍白、出冷汗、脉搏加快、血压下降现象，考虑有瘤体破裂的可能，应立即通知医生，做好抢救准备。

七、旁路血管闭塞

（一）疾病概念

　　人造血管旁路术是治疗下肢动脉闭塞性疾病的重要方法，旁路血管闭塞是旁路转流术术后最主要的并发症。人造血管转流术后转流血管的通畅性依赖于移植物材料、长度，吻合口的位置，管腔的直径，流入道和流出道的状态，转流前组织损伤和形态改变的状态。而且合并高血压、糖尿病、高脂血症及术后依从性差的患者转流失败的风险明显增高。临床上将旁路转流术后 30 天以内发生的移植物阻塞称为早期闭塞，30 天以后发生的称为晚期闭塞。

（二）临床表现

　　早期出现的症状为症状复发或加重，表现为患肢发凉、麻木、间歇性跛行。如腹主动脉下端或髂动脉发生闭塞，则行走后整个臀部和下肢有酸胀、乏力和疼痛；如症状发生于小腿，则提示可能为股动脉闭塞。随着病情的进展，患肢缺血加重，也有部分患者症状不明显，仅在复查时发现。

（三）治疗原则

　　1. 药物治疗　抗凝、外周溶栓治疗。

　　2. 手术治疗　切开取栓或腔内治疗。

（四）护理措施

　　1. 术前观察及护理要点

　　1）心理护理：患者往往已经历过手术，甚至多次手术，加之肢端疼痛和坏死，对治疗缺乏信心，甚至存在恐惧心理。临床应与患者多沟通，讲解疾病有关知识，解除其思想顾虑，使其情绪稳定，树立信心，主动配合治疗及护理。

　　2）饮食护理：高蛋白、富维生素、低盐、低脂、低糖饮食，多吃蔬菜和水果，合并糖尿病的患者指导其糖尿病饮食。戒烟、酒。

　　3）患肢护理：密切观察患肢皮肤温度、颜色。注意患肢保暖，勿使肢体暴露于寒冷环境中，以免血管收缩。保持足部清洁。如有皮肤溃疡或坏死，应保持局部清洁，加强创面换药。

4）生活指导：戒烟、酒。

2. 术后观察及护理要点

1）病情观察：

（1）严密监测生命体征。术后心电监护，密切观察生命体征变化，每30～60分钟观察一次。

（2）体位与活动。观察穿刺处及切口敷料有无渗血，指导患者术侧肢体制动。密切观察患肢的皮肤温度、颜色，足背动脉搏动有无改善，患肢的血压及末梢血氧饱和度与术前比较有无改善，患者疼痛及肿胀有无改善。观察患肢有无缺血 - 再灌注损伤，如患肢有无肿胀加重、有无水疱等。

2）药物护理：术后给予抗血小板药物治疗，部分患者可能需要抗凝溶栓治疗。用药期间监测凝血酶原时间，观察皮肤黏膜有无出血，如有出血倾向，立即告知主管医生给予调整药物剂量。

3）饮食护理：全身麻醉术后暂禁食、水，6小时后无恶心呕吐情况，可协助患者少量饮水，再逐渐过渡到流食、半流食、软食到普食；合并糖尿病的患者指导其糖尿病饮食。

3. 并发症的观察与护理

1）血肿：穿刺部位出现渗血、血肿，甚至出现假性动脉瘤。老年患者多数血压偏高，加之抗凝、溶栓药物应用，肢体制动配合欠佳，所以要格外注意穿刺部位颜色、张力等，做到有情况早发现、早报告、早处理。

2）肢体缺血：围手术期的多种原因可导致术后肢体仍缺血，甚至出现坏疽，原因为患者本身血管的流出道差，即便旁路血管血栓被取出，近期预后仍较差；部分患者吻合口的狭窄病变进行球囊扩张后会明显回缩。密切观察患肢的皮肤温度、颜色，足背动脉搏动及患肢疼痛情况有无改善。

3）再灌注损伤：观察患肢有无缺血 - 再灌注损伤，如患肢肿胀加重、出现水疱等。必要时要观察尿量、尿液性状，化验尿常规及肾功能。

（五）出院指导

1）饮食指导：禁烟、禁酒，禁食高脂及刺激性食物。多食水果、蔬菜、豆类食品，保持排便通畅。

2）生活指导：养成良好的生活习惯。多休息，不要快速行走，高血压、高血脂、糖尿病者积极治疗原发病，肥胖者应减轻体重。

3）用药指导：按时、按量服药治疗，不能擅自更改服用剂量。服药期间观察牙龈有无出血、尿液颜色。

4）患肢护理：保护患肢，足部保持干燥清洁，修剪趾甲，穿棉质袜子，鞋子舒适柔软。

5）定期复查：3～6个月复查彩超CTA。不适随诊。

（六）病例分析

患者，男，83岁。诊断为"右下肢动脉闭塞、糖尿病、房颤"收入科室。入院时查体：右下肢皮温较左下肢皮温低，双侧股动脉搏动弱，右腘、胫后、足背动脉搏动未触及；左腘动脉搏动弱，左胫后、足背动脉搏动未触及。患者有房颤病史20余年、糖尿病30余年。入院时下肢CTA示：右侧髂动脉、髂外动脉、股动脉及左侧髂外动脉、左侧股动脉未见明显显影，考虑栓子形成管腔闭塞；完善检查行腋 - 双股动脉旁路血管移植术治疗，术后6小时出现右下肢肤色呈花斑样改变，皮温低，急行彩超结果示：右股动脉 - 左股动脉，左股动脉 - 左腘动脉人工血管内未见明显血流信号；给予抗凝溶栓治疗，手术切开取栓，2天后复查下肢CTA示：右侧人工血管通畅；右侧腘动脉、胫前动脉、腓动脉粥样硬化斑块，管腔轻度狭窄（图2-20）。

手术方式：旁路血管切开取栓术。

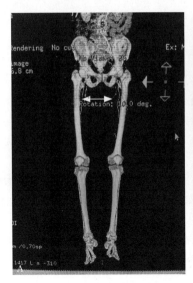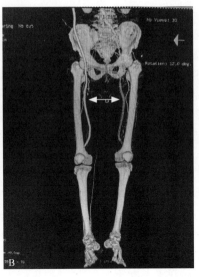

图 2-20　旁路血管切开取栓术前后 CTA 对比（箭示）

A. 术前；B. 术后

临床护理问题解析：

1. 对于人工血管转流术后患者如何观察人工血管闭塞情况？

（1）此手术的目的是改善肢体血运情况，术后严密观察肢端的血运循环，其中包括足趾颜色、温度、活动、及足背动脉、胫后动脉搏动情况，并记录动脉搏动情况；

（2）每小时观察动脉搏动情况，有条件者可使用多普勒听诊器检查双下肢胫后、胫前及足背动脉搏动情况，若搏动消失且肢端出现肤色发绀、发凉、疼痛等症状，提示人工血管堵塞，应及时通知医生给予实时处理。

2. 人工血管转流术后患者体位管理有哪些注意事项？

（1）手术后体位原则，术后 24 小时内采取平卧位，24 小时后可采取低坡平卧位或侧卧位，避免人工血管发生扭曲、受压。

（2）翻身时护理注意轴式翻身法——肩、臀、腿保持在一条直线平衡翻身，避免血管扭曲。协助患者翻身、按摩、活动时动作轻柔，为减少吻合口张力，应循序渐进活动肢体关节，防止吻合口破裂出血。

八、雷诺综合征

（一）疾病概念

雷诺综合征是由寒冷或情绪因素诱发的一种以四肢肢端（主要是双手）皮肤发作性苍白、发绀和潮红为特征的病理生理改变。雷诺病以女性多见，男女比例为 1∶10，发病年龄多在 20～30 岁。

（二）临床表现

发作时手足冷、麻木，偶有疼痛。典型发作时，以掌指关节为界，手指发凉，苍白、发绀、继而潮红。疾病晚期，逐渐出现手指背面汗毛消失，指甲生长变慢、粗糙、变形，皮肤萎缩变薄而且发紧（硬皮病指），指甲尖或甲床周围形成溃疡，并可引起感染。

（三）治疗原则

1）一般治疗：避免暴露于寒冷环境，注意肢体远端供暖、戒烟。

2）药物治疗：交感神经阻滞药及其他血管扩张药，可以解除血管痉挛，降低周围血管对寒冷刺激的反应。

3）手术治疗：病情严重，药物治疗无效且皮肤组织营养障碍者应实施手术治疗，如交感神经切断术。

4）其他：血浆置换、中医治疗等。

（四）护理措施

1. 术前观察及护理要点

1）心理护理：雷诺综合征给患者的个人生活带来许多不便，应对患者进行心理支持，多倾听，以热情诚恳的态度、关心的语言，见面时的微笑和问候，避免患者精神紧张而加重血管收缩。

2）术前检查：术前常规检查手指温度、颜色、毛细血管反流情况，检查血常规、尿常规、肝功能、肾功能、凝血功能等。

3）皮肤护理：保持环境清洁、空气新鲜，病室温湿度适宜。当发生血管痉挛时，患肢保暖可使疼痛得到缓解，但不可用热水。因为血管收缩时，由于皮肤感觉不敏感，组织麻木，用热水可导致皮肤烫伤。注意患肢保暖，避免挤压，尽可能使下肢保持下垂体位，穿着宽松衣物，防止外伤。

2. 术后观察及护理要点

1）患指观察：密切观察患指的肤温、肤色、毛细血管反流情况，每2小时1次，保持皮肤温度在36℃左右。皮温低于正常值2℃时，注意观察有无动脉痉挛。患指皮肤保持红润，若指端由红润变为苍白，指腹张力低，说明有动脉痉挛，应及时解除痉挛刺激，并通知医生处理。若观察到毛细血管反流时间＞3秒，也说明有动脉痉挛，及时通知医生，可局部注射罂粟碱解痉。

2）疼痛的护理：由于疼痛刺激可诱发血管痉挛，影响患者睡眠，加重焦虑、紧张等不良情绪，影响手术成功率。因此，护士应指导患者准确表达疼痛程度，给予口服镇痛药物或哌替啶等肌内注射，缓解疼痛。

3）伤口护理：术后每日换药，严格无菌操作，避免污染。指导患者将患肢抬高至心脏水平，减轻肿胀。

3. 并发症的观察与护理

1）转移性出汗：最常见是手部、头颈部出汗停止，而身体其他部位在环境温度大于26～27℃时出现代偿性出汗，这种出汗大多数患者是能够忍受的，只有少数患者主述难以忍受，但一些患者出汗可随时间延长逐渐减轻。

2）气胸：是一种常见的并发症，发生率95%，这是因为手术时要人为制造气胸，这样手术才能进行。手术结束时虽然要将胸腔内的空气排出，但完全排出是非常困难的，胸腔内残留的气体一般不用特别处理，个别气胸较多时可在术后第1～2天做胸穿抽吸气体即可。个别患者术前即有胸膜粘连，手术分离粘连时有可能将肺损伤，术后放置引流管。

3）霍纳综合征：是一种严重的并发症，表现为患侧眼睑轻度下垂、瞳孔缩小（不影响视力）。

（五）出院指导

（1）重视心理健康，注意局部保暖，预防血管痉挛，避免诱发因素发生。

（2）禁烟；应尽可能避免寒冷刺激和情绪激动；避免应用麦角胺、β受体阻滞药和避孕药。

（3）合理调控饮食，宜清淡，多吃含有丰富纤维素的食物，限制进食刺激性食物，减少引起血管痉挛的因素。

（4）明显职业原因所致者（长期使用震动性工具、低温下作业）尽可能改换工作状态或环境；如条件许可者可移居至气候温暖和干燥地区。

第4节　肠系膜上动脉疾病

一、肠系膜上动脉栓塞

（一）疾病概念

　　肠系膜上动脉栓塞指他处脱落的各种栓子经血液循环至肠系膜上动脉，导致该动脉供血障碍，供血肠管发生急性缺血性坏死的一种疾病。肠系膜上动脉主干口径较大，与腹主动脉呈倾斜夹角，栓子易于进入，故临床上本病较多见，占急性肠系膜血管缺血性病变的40%～50%。栓子一般来自心脏的附壁血栓，故多见于房颤、风湿性心脏病（风心病）、冠心病、感染性心内膜炎及近期心肌梗死患者。此外，栓子来自动脉粥样硬化造成肠系膜上动脉栓塞的病因有心脏瓣膜病、心律失常、左心房血栓形成、主动脉动脉硬化、肿瘤等。其发病急骤，初期时无特异性的临床表现，但进展迅速，发生肠坏死、急性弥漫性腹膜炎后，病死率极高。

（二）临床表现

　　1. 症状　多数患者起病急骤，早期表现为突然发生剧烈腹部绞痛、恶心、频繁呕吐、腹泻；晚期可呕吐暗红色血性液体或出现血便。全身症状有发热、脉搏细速、血压下降、发绀、指端发绀、皮肤湿凉、呼吸困难等。

　　2. 体征　其特点是症状的严重程度与体征不相符。初起时腹部柔软，压痛不明显，肠鸣音存在与腹痛程度不相称。早期无明显异常，随着肠坏死和腹膜炎的发展，当患者呕吐血性水样物或排出暗红色血便而腹痛有所减轻时，出现腹部明显压痛、反跳痛，腹肌紧张等腹膜刺激征。

（三）治疗原则

　　一旦确诊应及时给予抗凝、抗血小板药物，并及早进行手术干预。外科手术方法包括肠系膜动脉切开取栓术和肠系膜动脉旁路移植术；腔内介入方法包括血栓抽吸术、置管溶栓术、球囊扩张成形术、支架植入术等。一旦确诊有肠管坏死，应立即通过外科手术切除坏死肠段。

（四）护理措施

　　1. 术前观察及护理要点

　　1）心理护理：肠系膜上动脉栓塞起病急，病程复杂，患者及其家属都很紧张、焦虑。术前护士应根据该病的发病原因、溶栓机制和常见并发症向患者及其家属介绍介入治疗的目的、注意事项、用药要求，可能出现的不良反应，防治措施及护理重点，使患者及其家属消除顾虑，建立良好的医患关系，为手术打下良好基础。

　　2）病情观察：

　　（1）严密监测生命体征。严密观察患者血压、脉搏、意识、尿量，注意患者有无因肠管大量炎性渗液进入腹腔而引起的面色苍白、脉搏细速、血压下降等早期休克现象，并及时采取措施。建立静脉通路，有效扩容补液。

　　（2）腹部体征的观察。密切观察患者腹痛表现，详细询问腹痛特点。腹痛是最早出现和最为明显的症状，肠系膜上动脉栓塞所致腹痛程度剧烈，进展较为迅速，且通过镇痛和解痉治疗难以缓解。早期呈局限性、间歇性，而腹肌紧张、反跳痛不如细菌或化学性腹膜炎严重，阳性体征不明显，此为本病腹痛特点，提示急性肠缺血。病情进一步发展可出现持续性腹痛、明显腹胀、腹膜刺激征、肠鸣音减弱或消失等；上述表现明显出现时，多为疾病进展至晚期，出现肠坏死，及时发现并报告医生，为准确判断病情和抢救争取时间。

　　（3）呕吐物的观察。部分肠系膜上动脉栓塞患者出现呕吐、血便，护士应注意观察患者呕吐物和粪便出现的频率、性状。呕吐早期主要为肠痉挛所致，为胃内容物；若呕吐物为咖啡渣样，则提示进展至肠管坏死渗出。血便多为柏油色或暗红色，若持续出现则为肠管坏死开始的表现。患者出现呕吐、肛门停止排气排便、腹痛等肠梗阻症状时，应及时通知医生，配合医生积极治疗。

3）药物护理：给予抗凝、抗感染等药物，定期监测凝血功能。

4）饮食护理：禁食、水，胃肠减压，加强肠外营养支持。

2. 术后观察及护理要点

1）病情观察：

（1）严密观察生命体征。若有异常，及时告知主管医生，并遵医嘱采取相关措施。

（2）体位护理。腔内治疗者穿刺侧肢体制动6～8小时，局部加压包扎，卧床24小时。留置溶栓导管的患者，穿刺侧肢体轻度屈曲外展。卧床期间每2小时协助患者翻身，按摩受压部位，并指导患者非穿刺肢体主动屈胯、屈膝运动，双侧肢体做足部背伸、屈运动。预防压疮及下肢静脉血栓形成。

（3）腹部体征的观察。询问患者有无不适，腹痛症状是否得到改善，听诊肠鸣音有无恢复和正常，腹部叩诊了解腹腔积气等，与术前做对比。

（4）引流管的护理。持续胃肠减压，保持胃肠减压管通畅，要注意观察胃液的颜色、性质、量，并准确记录；妥善固定胃管并保持通畅。保持腹腔引流管通畅。密切观察引流物颜色、性质和量，警惕腹腔内有无活动性出血，尤其术后应用抗凝药物时。术后早期因术中残留积血，引流液颜色较深，之后引流量应逐渐减少，引流液颜色亦转淡。若引流量持续增多且为血性，则提示腹腔内活动性出血，必须立即通知医生。妥善固定引流管，活动时预防脱落。引流袋每日更换，严格无菌技术操作，预防逆行感染。

2）药物护理：由于术中穿刺及造影，造成动脉壁损伤，加上术后患者卧床及穿刺侧肢体的制动，易继发血栓形成。因此必须严格执行医嘱坚持抗凝治疗，治疗期间患者应卧床休息，避免皮肤、黏膜损伤，同时需动态监测凝血酶原时间，并观察全身有无出血点及牙龈出血等症状，及时告知医生调整抗凝药用量。观察意识、面色、瞳孔的变化，严防颅内出血。

3）饮食护理：术后继续给予禁食水、留置胃肠减压等措施，以缓解腹胀情况，在此期间给予患者完全肠外营养。肠蠕动恢复后，拔除胃管，给予流质饮食，少量多餐。3天后改为半流质饮食，指导患者进高热量、高维生素、低脂饮食，如米粥、山药泥等，保护肠道黏膜，减轻腹泻。

3. 并发症的观察与护理

1）短肠综合征：肠系膜上动脉栓塞患者小肠被广泛切除后，小肠吸收面积不足导致的消化、吸收功能不良，称为短肠综合征。短肠综合征早期表现为腹泻，后期表现为包括体重减轻、肌萎缩、贫血和低蛋白血症在内的严重营养障碍，甚至造成全身重要脏器衰竭。针对短肠综合征，开始应以预防休克治疗为主，补充血容量，纠正电解质紊乱及酸碱平衡失调。病情平稳后，应尽早开始，行深静脉穿刺置管输注营养，同时做好深静脉穿刺的导管护理。进行适应性进食训练时，先以流质饮食为主，同时辅以静脉营养。进食时控制脂肪摄入，因患者脂肪消化吸收障碍，易出现脂肪性腹泻。后期可应用肠内营养制剂，注意要稀释成等渗浓度，少量多餐，以防腹泻。待大便次数和量接近正常时，可改为全部经口进食，同时应注意补充多种维生素和微量元素。

2）电解质、酸碱平衡紊乱：由于肠坏死、感染休克、术后禁食、小肠部分切除等因素，常易引起电解质和酸碱紊乱。应定时抽血做生化检查，遵医嘱静脉补充电解质，准确记录24小时出入量，维持水、电解质和酸碱平衡。

（五）出院指导

1）生活指导：生活规律，适当活动，戒烟、酒，保持排便通畅。

2）饮食指导：养成良好的饮食习惯，以低盐、低脂、易消化食物为主，适量摄入蛋白质，多食蔬菜、水果，忌生冷及难消化食物。

3）药物指导：患者出院后按时、按量服用抗凝药物，服药期间教会患者观察牙龈、皮肤、黏膜及粪便有无出血，定期检测凝血机制、肝功能。积极控制原发病。

4）定期随访：遵医嘱定期复查，遇到腹痛等状况及时就诊。

（六）病例分析

患者，女，59岁。6天前无明显诱因出现胸闷、气喘，未伴有呕吐、腹泻症状，未行正规治疗，于13小时前突发腹部疼痛，餐后腹痛加重，未伴有黑粪，为进一步治疗以"肠系膜上动脉栓塞"为诊断收入院。入院时查体：中下腹压痛、反跳痛，肠鸣音消失。

既往有冠心病、心房颤动、高血压、糖尿病、脑梗死病史。

主要辅助检查及阳性结果：CTA结果回示肠系膜动脉栓塞。

手术方式：肠系膜上动脉造影＋溶栓导管植入术（图2-21）。

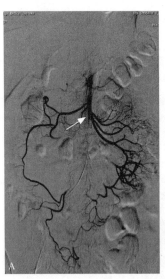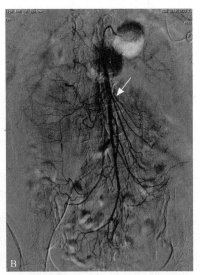

图2-21　肠系膜上动脉造影（箭示）

A.术前造影；B.术后造影

临床护理问题解析：

该患者术后经胃管进行肠内营养时的注意事项有哪些？

1）及时评估胃内容量：每次输注营养液前及连续输注过程中抽吸并评估，若＞150ml时，应减慢或暂停输注，必要时遵医嘱应用促胃肠动力药物，以防胃潴留引起反流和误吸。

2）保持引流管通畅：每次输注前后、连续输注过程中每间隔4小时、特殊用药前后，均以温开水冲洗管道，防止营养液残留堵塞管腔。

3）加强观察及时处理：

（1）若患者突然出现呛咳、呼吸急促或咳出类似营养液的痰液时，疑有误吸可能，鼓励和刺激患者咳嗽，排出吸入物和分泌物，必要时经鼻腔吸引出误吸物。

（2）倾听患者主诉，注意有无腹泻、腹胀、恶心、呕吐等胃肠道不耐受症状。若出现上述不适，告知医生，及时查明原因，采取针对性措施，如减慢速度、降低浓度或更改治疗方案。

二、肠系膜上动脉夹层

（一）疾病概念

肠系膜上动脉夹层是指多种原因导致的肠系膜上动脉内膜破裂，血液经过内膜破裂处进入动脉内膜与外膜之间形成假腔，阻塞或压闭正常管腔血流导致肠道缺血，不合并主动脉夹层。单独出现的肠系膜上动脉夹层病因包括高血压和动脉粥样硬化。

（二）临床表现

此病临床表现多变，但其主要症状有2个：肠管缺血和腹腔内出血。多表现为剧烈上腹痛或左上腹痛，常伴恶心、呕吐、腹泻、血便等症状，部分患者可有食欲减退、进餐后腹部饱胀疼痛、慢性肠绞痛等症状。

（三）治疗原则

1）非手术治疗：主要包括禁食水、肠外营养支持及血压、心率控制，密切观察病情变化及对症处理，如镇痛、控制心率和血压，以及抗凝、抗血小板聚集等。禁食主要是使胃肠道休息降低胃肠道对供血供氧的消耗以减轻肠道缺血，控制血压可以阻止夹层发展。本病有临床自限性特点，故非手术治疗成功概率高。尽管大多数研究者都建议使用抗凝、抗血小板药物治疗，但多项研究表明孤立性肠系膜上动脉夹层患者中只有很少的病例出现血栓。

2）血管腔内治疗：当非手术治疗后效果不佳，特别是出现远端肠缺血时应立即采用腔内治疗或开放手术治疗。腔内治疗主要指支架植入术，将真腔扩大，使假腔封闭，以保证肠系膜上动脉远端血流通畅。随着腔内介入技术的发展，开放手术的应用越来越少，往往作为无法进行腔内介入治疗的最后选择。

3）手术治疗：主要有切除病变肠系膜上动脉、肠切除、肠吻合、人工血管重建等。

（四）护理措施

1. 术前观察及护理要点

1）心理护理：向患者及家属讲解该病会有腹痛的表现，减轻恐惧心理，教会患者自我观察疼痛的部位及疼痛的性质以便医生更好地做出判断。

2）病情观察：

（1）严密监测生命体征。收缩压控制在100～120mmHg，舒张压控制在60～70mmHg，心率控制在60～75次/分，这样能有效稳定或终止夹层的继续剥离使症状缓解，疼痛减轻。

（2）疼痛的护理。听取患者主诉做好疼痛评估，静脉滴注地佐辛注射液，必要时可选用吗啡、哌替啶。近年用芬太尼镇痛贴可有效镇痛，同时应观察患者的心率、血压变化。

（3）预防肠系膜上动脉夹层破裂。遵医嘱指导患者绝对卧床休息，禁止用力排便，避免剧烈咳嗽、情绪激动。

（4）胃管护理：胃肠减压时，告知患者保留胃管的重要性，不可随意拔管。固定胃管，防止扭曲、阻塞或滑脱，观察胃液的量、性质、颜色。

3）饮食护理：禁食、水，胃肠减压，加强肠外营养支持。

2. 术后观察及护理要点

1）病情观察：

（1）严密观察生命体征。注意观察患者腹痛是否缓解、肠鸣音情况及排气、排便是否正常。如缓解可遵医嘱给予少量流质饮食。

（2）体位护理。术后应卧床24小时，穿刺侧肢体制动6～8小时。24小时后可床上活动，可使用循环驱动泵促进下肢静脉回流，有效预防下肢深静脉血栓（DVT）形成。指导患者72小时后下床活动，有助于肠道功能恢复。

（3）末梢循环的观察。观察足背动脉搏动情况，穿刺侧肢体皮肤颜色、温度、感觉等，与对侧对比，并注意与术前对照。当发现趾端苍白、小腿疼痛剧烈、皮温下降、感觉迟钝、足背动脉搏动减弱或消失（与术前对比），则提示有穿刺侧股动脉压迫过紧或血管缝合器缝闭塞血管可能，应及时通知医生处理。

2）药物护理：术前、术中及术后均需要应用抗凝和抗血小板药物如低分子肝素、氯吡格雷、阿司匹林肠溶片等。因此，须注意观察患者有无皮肤、黏膜、消化道、泌尿系统出血倾向及后腹膜血肿，观察有无腹痛加重、腰痛、头痛、血尿、黑粪等症状，监测血常规及凝血指标变化，随时调整药物。观察穿刺部位有无淤血、血肿。

3）饮食护理：由于疾病原因，患者术前一段时间不能正常进食。术后禁食，胃肠功能恢复后进流质饮食，少量多餐，根据患者腹痛缓解、肠鸣音及排便、排气情况，进食量逐渐增加，逐步过渡到软食，避免油腻、产气、刺激、生冷、坚硬食物。

3. 并发症的观察与护理

1）夹层动脉瘤破裂出血：术中植入的是裸支架，并未封闭夹层破口，术后仍可发生动脉瘤破裂。应遵医嘱严密观察患者的生命体征及疼痛情况，必要时使用止疼针。若血压突然下降，脉搏增快，有撕裂样疼痛，提示夹层破裂，应立即通知医生配合抢救，行急诊手术准备。

2）急性肠缺血、坏死：严密观察患者腹痛部位、性质、程度、伴随症状，腹部体征、肠鸣音、呕吐物和肛门排气、排便情况，如腹痛由阵发性转为持续性且剧烈难忍、血便伴肠鸣音减弱或消失，考虑肠缺血坏死，立即报告医生，行急诊手术。

3）支架内血栓形成：是支架植入术后常见的并发症，主要表现为再发腹痛。因此，应加强腹部体征的观察，如有腹痛情况立即报告医生。

4）假性动脉瘤：选择合适的人工血管，术后密切观察患者有无腹部不适、腹部疼痛等情况。

（五）出院指导

1）生活及饮食指导：督促患者改变不良的生活习惯，进食低盐、低脂、低胆固醇、高维生素饮食，戒烟限酒，积极防治原发病如高血压、糖尿病等。

2）药物指导：动脉血管腔内介入治疗的患者，需要长期口服抗血小板药物。一般口服氯吡格雷8～12个月，终身服用阿司匹林肠溶片。应向患者宣教正规服药的意义及注意事项，注意安全，避免外伤；学会自我观察各种出血倾向，简单判断凝血指标；如皮肤、黏膜出血点或腹痛、血尿、黑粪时应立即就诊。

3）定期随访：告知患者出院后1，3，6，12个月复诊。3个月或6个月、12个月时复查腹部动脉CTA或血管造影。如发现再狭窄或闭塞时及早处理。

（六）病例分析

患者，男，54岁。4天前突发剧烈上腹痛，无恶心、呕吐、头晕、黑矇、大汗淋漓、意识丧失等症状，给予镇痛药物治疗，效果不佳。1天前疼痛加重，遂来院就诊，门诊以"肠系膜上动脉夹层"为诊断收入院。既往高血压病史4年，最高150/100mmHg；CTA结果回示：肠系膜上动脉局限性夹层并壁间血肿形成。

手术方式：局部麻醉下行肠系膜上动脉造影＋支架植入术（图2-22）。

临床护理问题解析：

该患者疼痛时，护理人员应如何根据患者情况评估患者的疼痛程度呢？

可分为以下三类。

1. 世界卫生组织（WTO）的分级法

0度：不痛。

Ⅰ度：轻度痛，为间歇痛，可不用药。

Ⅱ度：中度痛，为持续痛，影响休息，须用镇痛药。

Ⅲ度：重度痛，为持续痛，不用药不能缓解疼痛。

Ⅳ度：严重痛，为持续剧痛伴血压、脉搏等变化。

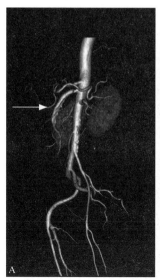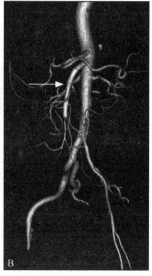

图 2-22 肠系膜上动脉支架植入术造影前后对比（箭示）

A. 术前；B. 术后

2. 数字分级法（NRS）

用 0～10 代表不同程度的疼痛，0 为无痛，10 为剧痛。疼痛程度分级标准为：0，无痛；1～3，轻度疼痛；4～6，中度疼痛；7～10，重度疼痛。

3. 根据主诉疼痛的程度分级法（VRS 法）

0 级：无疼痛。

Ⅰ级（轻度）：有疼痛但可忍受，生活正常，睡眠无干扰。

Ⅱ级（中度）：疼痛明显，不能忍受，要求服用镇痛药物，睡眠受干扰。

Ⅲ级（重度）：疼痛剧烈，不能忍受，须用镇痛药物，睡眠受严重干扰，可伴自主神经紊乱或被动体位。

第5节 其他动脉疾病

一、肾动脉狭窄

（一）疾病概念

肾动脉狭窄指各种原因引起的一侧或双侧肾动脉主干或分支狭窄，是继发性高血压常见原因之一，严重肾动脉狭窄、肾脏血液灌注减少，可导致肾损害。主要病因为动脉粥样硬化、纤维肌性结构不良和多发大动脉炎。

（二）临床表现

肾动脉狭窄主要表现为高血压和肾功能不全。

（三）治疗原则

肾血管性高血压的治疗原则：纠正狭窄，恢复和维持肾动脉开放通畅，防止肾功能减退或使已受损的肾功能得到改善和恢复，控制血压和防止高血压并发症。

1）药物治疗：控制血压、血脂，给予抗血小板药物减缓动脉狭窄或闭塞。

2）外科手术：肾动脉重建术、肾切除术和自体肾移植术。

3）血管腔内治疗：经皮肾动脉腔内成形术、支架植入术和肾动脉交感神经射频消融术。

（四）护理措施

1. 术前观察及护理要点

1）心理护理：患者多以头痛、头晕、视力减退、恶心、呕吐就医，血压明显高于正常，肾功能下降，应用降压药物降压效果不理想，对本病缺乏认识。针对上述情况，应与患者及家属进行沟通交流，适度讲解，增强其信心，消除疑虑，使患者以稳定的心态配合治疗。

2）饮食护理：低盐、低脂饮食，禁烟、戒酒，合并糖尿病者注意控制血糖。

3）病情观察：

（1）血压监测。遵医嘱每日定时测量血压。注意在患者安静、情绪稳定时，同一体位、同侧上肢、同一血压计测量并记录，便于术后对照观察。指导患者规律服用降压药，卧床休息，避免过多活动，避免情绪激动，保持病室安静。

（2）合并肾功能不全者注意准确记录 24 小时出入量。

（3）指导服用抗血小板药物，并注意观察皮肤黏膜有无出血点，有无牙龈出血、便血。

2. 术后观察及护理要点

1）病情观察：

（1）严密监测生命体征。术后血压变化是观察疗效的重要指标。由于肾血流量增加，肾灌注压升高，致使肾素分泌减少，血压趋于正常。应注意观察血压下降的程度。由于患者已对较高的血压产生耐受，血压降低后患者或有头晕、恶心症状，嘱其勿紧张。术后急性低血压则应注意腹膜后有无活动性出血及大量渗血。

（2）肾功能及尿量观察。肾动脉狭窄处扩张后，肾血流量增加，尿量也随之增加，24 小时尿量及颜色是术后观察重点。观察白天与夜间的尿量变化并做好总结，以及有无血尿、腰痛，同时监测血肌酐、尿素氮。

（3）体位护理：术后给予平卧位，穿刺侧肢体应限制活动，避免穿刺处出血。观察穿刺侧肢体皮肤颜色、温度、感觉及动脉搏动情况。

2）饮食护理：腔内治疗术后即可进食，术后根据病情嘱患者饮水，以促进造影剂排空。外科手术术后患者须待胃肠功能恢复后可进食水、米汤等，逐渐从流质过渡到半流质，直至普通饮食，量由少到多。术后应遵循低盐、低脂、易消化清淡饮食原则。

3）药物护理：指导抗凝、抗血小板药物应用，用药期间监测凝血酶原时间，观察皮肤黏膜有无出血及皮下瘀斑等情况。如有出血倾向立即告知医生，调整治疗剂量。

3. 并发症的观察与护理

1）出血：是由于术中全身肝素化，术后使用抗凝血药物所引起，应密切观察穿刺点有无渗血、血肿的发生。观察皮肤黏膜、牙龈有无出血及黑粪者有无头痛、意识障碍等脑出血症状。

2）动脉血栓形成、再狭窄：为防止动脉血栓形成，按时服用抗凝药物，密切观察患者有无牙龈出血、鼻出血、血尿及注射部位皮下淤血等出血倾向，定时监测出凝血时间。如发现患者血压升高、尿量减少，提示可能有动脉血栓、再狭窄的发生，采用彩色多普勒超声显示肾脏血流变化及肾实质显影，可确诊此并发症。

3）肾动脉、主动脉损伤、夹层或破裂：腔内介入手术对主动脉、肾动脉内膜有一定的损伤，严重者可致夹层或假性动脉瘤形成甚至动脉破裂。术后应监测血压，注意患者腹部体征，如腹部剧烈疼痛、血压降低应迅速通知主管医生及时处理。

（五）出院指导

1）生活指导：低盐、低脂饮食，注意休息，避免劳累。教会患者自己测量血压。

2）药物指导：长期服用抗血小板药物，注意观察有无鼻黏膜、牙龈出血，皮肤黏膜上出现不明原因的红色瘀点或瘀斑。在日常活动中，避免过度用力擤鼻涕，挖耳朵或鼻孔，选用软毛牙刷，避免牙龈出血。

3）定期随访：遵医嘱定期复查肾功能、肾脏排泄功能、肾动脉彩超或血管成像，及早发现肾动脉再狭窄并及时处理。

（六）病例分析

患者，男，49 岁。主诉胸闷、气促伴血压升高 1 个月，最高时达 185/111mmHg，伴头痛、头晕、乏力。遂急诊入院治疗。阳性指标：血钾 2.67mmol/L，血钠 125mmol/L。CT 回示：① 右肾动脉狭窄；② 左肾萎缩。

手术方式：右侧肾动脉造影并支架植入术（图 2-23）。

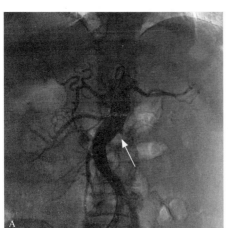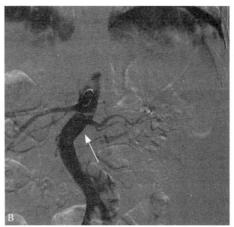

图 2-23 右侧肾动脉支架植入术造影前后对比
A. 术前；B. 术后

临床护理问题解析：
该患者术前进行了补钾治疗，在补钾过程中如何做好补钾护理？

1. 遵医嘱补钾 应遵循以下原则。

1）口服补钾：常选用 10% 氯化钾、氯化钾缓释片、枸橼酸铋钾溶液口服。同时鼓励患者多食含钾丰富的食物，如肉类、牛奶、香蕉、新鲜蔬菜等。

2）补钾不宜过早：每小时尿量＞40ml 或每日尿量＞500ml 方可补钾，以免钾蓄积在体内而引起高钾血症。

3）浓度不宜过高：静脉补钾时浓度不宜超过 0.3%，即 1000ml 溶液最多加入 10% 氯化钾 30ml（相当于氯化钾 3g）。

4）速度不宜过快：成人静脉补钾的速度不宜超过 60 滴 / 分，严禁直接静脉注射氯化钾溶液，以免血钾突然升高导致心搏骤停。

5）总量不宜过多：可依据血清钾降低程度，每日补钾 3～6g。

2. 病情观察 补钾过程中须密切观察精神状态、肌张力、腱反射、胃肠道功能等变化，动态监测血清钾浓度。快速补钾或补钾量大时应行心电监护，以保证患者的安全。

二、血管损伤

（一）疾病概念

血管损伤多见于交通事故、工伤及战时，医源性操作如血管插管、造影等检查亦可造成。

以四肢血管损伤较多，动脉损伤多于静脉损伤。任何外来直接或间接暴力侵袭血管，均可能发生开放性或闭合性血管损伤，因而按作用力而言，可分为直接损伤和间接损伤；按致伤因素可分为锐性损伤和钝性损伤；按损伤血管的连续性可分为完全断裂、部分断裂和血管挫伤；按血管损伤的程度可分为轻、中、重型损伤。

（二）临床表现

出血、休克、伤口血肿或远端肢体缺血为血管损伤的早期临床表现，病情急剧而危重，如合并其他脏器或组织损伤还将出现相应的症状，常见损伤的脏器有肺、肝、脑、肾。

（三）治疗原则

血管损伤的治疗原则首先要控制出血，及时采取挽救患者生命的根本措施；其次尽快恢复肢体血运，保护肢体功能，降低截肢率也尤为重要。快速建立静脉输液通道，有效改善血容量不足，纠正休克。血管损伤患者抢救必须争分夺秒，尽量缩短受伤至手术治疗时间，四肢血管重建最好在 6～8 小时内完成。损伤的血管在最短时间内进行修复和重建，外科方法包括结扎、补片修补、端 - 端吻合、移植等；腔内血管技术包括栓塞、支架植入，以及球囊导管暂时阻断配合外科血管重建的复合手术。

（四）护理措施

1. 术前观察及护理要点

1）现场急救：迅速包扎损伤血管，控制出血。活动性出血部位有条件者应选用无菌敷料加压包扎，力度以不影响肢体血液循环功能为宜，避免继发性损伤血管神经。无条件者就近取材，选用止血带、领带或将衣服扯成布条进行包扎。包扎部位应尽量靠近伤口、阻断动脉出血即可。不能使用止血钳钳夹出血血管，以免夹断血管或损伤邻近的神经。并发骨折者，应用夹板或树枝妥善固定骨折部位，防止骨折处移位脱位，并加大血管神经的损伤，使出血加重，增加患者疼痛。

2）院内急救：大血管损伤患者多为急诊入院，接到通知后立即准备抢救物品及抗休克药物，备呼吸气囊、面罩及血浆替代品如羟乙基淀粉氯化钠、琥珀酰明胶注射液等。患者入院后迅速建立多条静脉通路，失血性休克患者由于肢体静脉塌陷，穿刺费时，常需要中心静脉穿刺，以保证快速输液，维持有效血压，保持每小时尿量在 50ml 以上。要对休克患者实施有效的护理措施，包括保持呼吸道通畅，并采取休克体位，以增加回心血量。面罩吸氧，必要时成分输血。

3）严密观察病情：患者发生外伤后，在控制出血的同时，应观察患者意识及瞳孔情况，快速测量并记录生命体征，如血压下降过快，提示出血量增大，有发生休克危险，应迅速通知医生。严密监测心律、心率情况。瞳孔变化是颅脑损伤患者病情变化的主要体征之一，对病情较重者应 15～30 分钟观察一次。如出现两侧瞳孔不等大，一侧进行性散大，对光反射迟钝或消失则提示有脑组织受压或脑疝；双侧瞳孔大小多变、不等大，对光反射迟钝多伴脑干损伤特征；双侧瞳孔突然散大固定，对光反射双消失，为临终前表现。

4）保持呼吸道通畅：大血管损伤患者多伴多发伤或复合伤，常有呼吸道梗阻现象，应检查并清理呼吸道，保持呼吸道通畅，吸氧，严重者可应用呼吸机或行气管切开插管。

5）加强伤肢护理：加强外伤肢体的观察，如发现受伤部位趾（指）端脉搏减弱或消失，伤口活动性出血，出现血肿或搏动性血肿，扪及震颤或闻及杂音，应及时报告医生。对不明原因的低血压、大血管部位的穿透伤及闭合伤，应 24 小时连续密切观察，行多普勒超声检查。

6）原发疾病：了解患者是否有其他心脏病、糖尿病、肾病等，做好评估和处理。

2. 术后观察及护理要点

1）体位护理：患者术后绝对卧床休息室内保持通风，温度在 20～25℃为宜。患肢保暖，促进肢体血液循环和损伤血管愈合；为避免增加吻合口张力，促进愈合，必要时肢体制动，时间

2~3周。上肢血管损伤者，可使上臂外展70°，用石膏或夹板固定；下肢血管损伤时，可用石膏托固定，抬高患肢30°，既防止肢体缺血，又有利于肢体静脉血回流，减轻肢体肿胀。每2小时协助患者更换体位一次，按摩受压皮肤，骨突部可用压疮贴保护应用，预防压疮的形成。

2）心理护理：由于外伤导致血管损伤，患者及家属心理都难免恐慌、焦虑，心理负担较重，情绪烦躁，给疾病的治疗与康复带来影响。护理人员应耐心细致向患者及家属介绍病情及康复情况，鼓励患者积极治疗，保持乐观心态，以增加患者的信心。与家属做好沟通工作，卸掉心理包袱，愉快地配合治疗，协助患者康复。

3）患肢护理：密切观察患肢血液循环情况，肤温、肤色、吻合肢体远端血管搏动情况等。一旦出现血管危象，需要及时查明原因。发现患肢远端肿胀或充血等情况，应立即拆除敷料，用温热0.9%氯化钠注射液擦洗肢体远端，必要时肌内注射罂粟碱、妥拉苏林后可好转。

4）预防伤口感染和出血：因外伤多导致感染性伤口，注意局部有无肿胀、渗血，严密观察伤口敷料，如有渗血、渗液现象应及时予以更换，保持敷料干燥。渗血严重者，或局部出现严重肿胀，伴剧烈疼痛、皮肤红肿者，应立即报告医生处理。故术中应给予抗生素预防感染。换药时应严格执行无菌操作，密切观察体温变化，病室每日空气消毒，防止交叉感染。

5）功能锻炼：早期功能锻炼可预防肌肉萎缩及粘连，减轻肿胀。病情稳定、伤口及血管愈合后做进一步的功能锻炼。锻炼过程由被动到主动，从小肌群到大肌群，从局部到整体，由小量到大量，循序渐进，劳逸结合，最终恢复患者的各肢体功能，提高生活质量。

3. 并发症的观察与护理

1）骨筋膜室综合征：观察患肢的肤温、肤色、远端脉搏及毛细血管充盈时间，疼痛变化，皮肤感觉变化等。如果术后肢体呈进行性肿胀，疼痛加剧，麻木，皮肤出现水疱、变硬，肌肉僵硬，活动障碍，应警惕骨筋膜室综合征发生。在筋膜室压力上升期，应通知医生解除石膏、夹板绷带等外固定措施，适当抬高患肢；若症状未缓解，可急诊手术行骨筋膜室切开减压术。

2）动脉栓塞：术后密切观察患肢血液循环情况，若皮肤苍白或是浅灰色、温度过低，毛细血管充盈时间延长，动脉搏动减弱，提示血液循环障碍或发生动脉栓塞。

3）静脉血栓形成：若肢体肿胀明显，皮肤患肢远端皮肤呈紫红或深红色，毛细血管充盈时间短，疑为出现静脉栓塞，应立即通知医生。

（五）出院指导

1）生活指导：禁烟、酒，忌辛辣等刺激性食物，多食水果、蔬菜。

2）药物指导：遵医嘱服药，尤其是使用人工血管和支架的患者，切勿自行减量和停药。

3）功能锻炼：术后3~4周可指导患者进行康复训练，早期有效的康复训练能有效促进血液循环，促进血管修复。但初期运动量不宜过大，应避免再次损伤患肢。并做好家属的工作，积极配合和支持患者术后康复训练工作。

4）定期随访：出院3~6个月后到门诊复查。如有不适，及时就诊。

（六）病例分析

患者，女，27岁。8小时前不慎受伤致左大腿出血、疼痛，伴左下肢麻木无力，当地医院给予简单包扎及对症治疗，急诊以"左下肢开放性外伤"为诊断收入院。

主要辅助检查及阳性结果：血红蛋白79g/L，白细胞计数$13.0×10^9$/L，纤维蛋白原1.34g/L。

手术方式：左股动脉造影术＋覆膜支架植入术＋慢性溃疡修复术（图2-24）。

临床护理问题解析：

该患者在住院期间行溃疡修复术后，留置VSD引流管，护士应采取的护理措施有哪些？

（1）做好管道标识，有效固定，确保管道的紧密连接，防止管道过短出现拉扯或过长拖地现象，指导患者及家属活动时避免管道受压折叠、扭曲等影响有效引流。

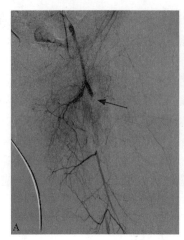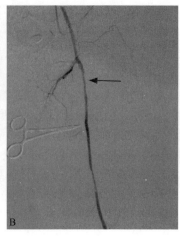

图 2-24　覆膜支架植入术（箭示）

A. 术前；B. 术后

（2）保持有效负压是 VSD 治疗成败的关键，负压的有效性直接影响引流的效果。与医生沟通并确认所调节负压值，负压值保持在 $-450\sim-75mmHg$，观察敷料是否密闭、塌陷、有无硬实感、管型是否存在，敷料下有无液体聚集。

（3）观察引流管内有无液体柱波动，记录引流液的性质、量，做好每班交接。如引流管内无液体波动，检查管道连接是否通畅、负压吸引器是否处于工作状态、管道是否堵塞等情况，及时与医生沟通处理。如引流量较多时，应检查负压是否过大，若负压在正常范围，应提醒医生检查患者创面和凝血功能，采取相应处理措施。

三、脾动脉瘤

（一）疾病概念

脾动脉瘤是脾动脉扩张形成的动脉瘤。根据瘤体部位可分为 3 型：瘤体位于脾动脉主干、距离脾脏＞5cm 为远离脾门型；瘤体位于脾门处为近脾门型；介于两者之间者为中间型。绝大多数为单发，且起病隐匿，不易诊断。本病占内脏动脉瘤的 60%，动脉瘤逐渐发展可侵犯邻近脏器，引起一系列并发症，甚至自发破裂，后果严重。常见病因为动脉粥样硬化、脾动脉纤维肌性发育不良、多次妊娠、门静脉高压、急慢性胰腺炎等。

（二）临床表现

少数患者以左上腹腹痛为主要症状，5% 的患者在瘤体破裂前常有较明显的先驱症状：间歇性左季肋区或左上腹部疼痛，放射至肩背部，还可伴有左肩疼痛，甚至由于瘤体在破裂前的突然增大，表现出左肩或右上腹疼痛而误诊为胆囊炎。

（三）治疗原则

脾动脉瘤主要的风险是瘤体破裂引起大出血，死亡率高达 35%～50%；或瘤体内形成血栓，血栓脱落导致远端动脉栓塞，可造成相应动脉供应区域部分脾梗死。因此，脾动脉瘤一旦确诊，大多需要积极治疗。

1. 腔内介入治疗　包括动脉瘤填塞术、载瘤动脉栓塞术和腔内支架隔绝术。腔内介入术后并发症明显低于开放手术。

2. 传统手术治疗　手术方法根据动脉瘤的部位、大小、局部解剖条件，侧支循环及原发病等具体情况而定。常用的手术方法有以下几种：动脉瘤切除和动脉端端吻合；动脉瘤切除和自体静脉移植；动脉瘤切除和近远侧动脉结扎；动脉瘤切除和动脉壁修补术。

（四）护理措施

1. 术前观察及护理要点

1）心理护理：脾动脉瘤最危险的并发症为瘤体破裂，脾动脉瘤破裂较少见，破裂率为3%～10%，一旦发生破裂，死亡率可达35%～50%。因此，术前应向患者科普脾动脉瘤的相关知识，使患者了解脾动脉瘤破裂的危险性及如何预防动脉瘤破裂的危险因素。术前期预防感冒，避免咳嗽增加腹压，引起动脉瘤破裂的风险。告知患者及家属介入治疗的必要性，安全性及术中可能出现的情况，治疗后可能出现的反应，使患者有充分的准备。

2）病情观察：术前要预防动脉瘤破裂，指导患者卧床休息，定时监测患者血压。对于有高血压病史的患者，遵医嘱给予口服降压药物治疗，保持患者血压平稳，顺利度过围手术期。评估患者外周静脉血管情况，床头备氧气，备好各种急救物品。如有腹痛症状，提示破裂风险，常需要急诊手术。

3）饮食护理：指导患者应进食高热量、优质蛋白、低脂、少渣、易消化软食，并遵循少食多餐的原则。

4）术前准备：术前常规检查血液指标、心电图、胸片等，术前备皮，指导进行卧位翻身、排便训练，术前禁饮食。仔细询问药物过敏史，做好药物过敏试验。

2. 术后观察及护理要点

1）严密监测生命体征：术后仍要密切观察血压变化。

2）体位与活动：行腔内治疗后患者需要卧床24小时，盐袋压迫穿刺处4小时，指导患者翻身，双足伸屈运动，防止下肢静脉血栓发生。

3）观察：观察穿刺侧下肢的足背动脉搏动及皮温情况，若皮温降低或足背动脉搏动不明显或消失说明压迫力度过大，影响动脉血流，易造成肢体缺血甚至坏死。严密观察腹部体征，观察穿刺敷料有无渗血、渗液情况；部分脾栓塞术后，脾脏部分组织缺血，必定引起组织的变性、坏死，坏死物质吸收后引起吸收热，且肝硬化的肝脏对来自肠道门静脉血中的细菌灭活能力降低，易出现菌血症。细菌可被脾阻留，细菌在变性、坏死的脾脏组织中易繁殖而出现发热。所以对术后出现的发热应密切观察。对体温超过38.5℃的患者，应用物理降温，必要时按医嘱给予药物处理。

4）疼痛的护理：护士对患者和家属应做好有关疼痛的宣教工作，包括对疼痛症状的认识，评估疼痛的程度。护士根据医嘱给予有效的镇痛措施，并做好用药后评估。

5）饮食护理：指导患者进高维生素、高蛋白质、清淡易消化饮食。

6）用药护理：覆膜支架植入术后患者应用抗凝及抗血小板药物治疗，包括低分子肝素皮下注射，进食后患者加用阿司匹林、硫酸氢氯吡格雷，以预防血栓形成，改善血供情况。用药期间严密监测患者凝血时间，观察患者全身有无出血点、鼻出血、牙龈出血，有无血尿、黑粪等症状，一旦发现及时通知医生调整抗凝和抗血小板药物用法及用量。栓塞术后，部分患者预防性应用抗生素，对发热、疼痛、恶心、呕吐等进行对症处理。

3. 并发症的观察与护理

1）脾梗死或脾脓肿：是脾动脉栓塞术后常见并发症。发生脾梗死病例的瘤体多位于脾动脉远端，发生率在30%以下，大多可经非手术治疗或通过侧支代偿而恢复。

2）血栓形成：也是术后较常见的并发症，主要与血管内膜损伤、吻合口狭窄、移植血管受压、血流缓慢和血液高凝状况等有关。术后根据手术方式要求给予相应抗凝及抗血小板药物治疗。

3）出血：多与抗凝药物使用有关。术后应严密监视患者生命体征变化、伤口敷料是否有渗血等情况，尽早发现出血征象。

4）感染：感染可引起血管移植失败，如吻合口闭塞或破裂出血、切口不愈合、局部脓肿等。

术后护理时要严格遵循无菌原则，术后遵医嘱合理应用抗生素。

5）吻合口破裂和假性动脉瘤：常由吻合口的动脉壁过于薄弱，人工血管口径的不匹配，吻合技术不良等原因造成。术后密切观察患者有无腹部不适、腹部疼痛等表现，发现异常，及时报告医生处理。

6）肝功能损害：主要与坏死物质吸收、门静脉血流减少等有关。认真评估术前肝功能。术后要密切观察肝功能及神经精神症状，及早发现肝性脑病前驱症状。

（五）出院指导

1）生活及饮食指导：控制高血压、高血糖等原发病，预防感冒等导致身体免疫力降低等。指导患者适当活动，注意休息，养成良好的工作、休息和饮食规律。

2）定期随访：出院后3个月、6个月、1年到院复诊。

（六）病例分析

患者，男，67岁。8天前无明显诱因下出现腹痛，较剧烈，无发热，无恶心、呕吐，无心慌、胸闷，无腹泻，当地医院检查考虑脾动脉瘤，遂转入院。

手术方式：腹腔干动脉、脾动脉造影＋脾动脉栓塞术（图2-25）。

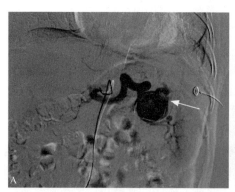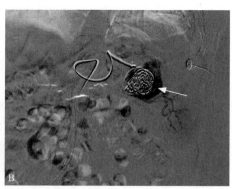

图2-25　腹腔干动脉、脾动脉栓塞术（箭示）

A. 术前造影；B. 术后造影

临床护理问题解析：

该患者术后腹痛，护士所采取的护理措施有哪些？

（1）加强巡视，主动听取患者主诉，排除是否因体位制动引起的疼痛。若是肢体制动引起的不适，术后8小时在穿刺周围无肿胀、敷料清洁无渗出的情况下，协助患者翻身，按摩受压部位，促进患者舒适。如出现血压下降、腹部疼痛加剧，需要及时告知主治医生排除再破裂可能。

（2）详细询问患者疼痛的部位、性质、是否影响睡眠，观察患者的情绪，根据患者的描述应用疼痛数字评分进行评估，并进行追踪式评分，必要时告知主管医生，遵医嘱应用镇痛药物，并严密观察用药后效果。

（3）为患者播放轻音乐转移其注意力，稳定情绪。

四、子宫动脉出血

（一）疾病概念

引起子宫动脉出血的原因有产后大出血、外伤等。子宫动脉来自髂内动脉分支，经阔韧带达子宫峡部旁，分为宫体支与宫颈支。宫体支自分出后沿子宫侧壁上行供子宫体血液循环，与卵巢动脉的输卵管动脉支及卵巢分支吻合。宫颈支供子宫下段、宫颈及阴道上 1/3 血液循环，与子宫骶韧带带来的血管吻合。

（二）治疗原则

（1）外科手术治疗。

（2）子宫动脉栓塞术（首选）。

（三）护理措施

1. 术前观察及护理要点

（1）减少或避免引发出血的诱因。嘱患者避免突然坐起、弯腰、大幅度扭曲上身等动作。

（2）劝慰患者避免情绪激动、过度紧张、兴奋和悲伤，以免造成交感神经兴奋，心血管活动增强，诱发大出血。

（3）保证充足的睡眠，必要时按医嘱睡前服用镇静、催眠药，并观察其效果。

（4）备好抢救用物及药品，随时准备抢救。

（5）如发生出血，在积极抗休克的同时送手术室行急诊手术。

2. 术后观察及护理要点

（1）观察患者生命体征变化。为患者提供安静的环境，保持平卧、吸氧、保暖；严密观察并详细记录患者的意识状态、皮肤颜色、血压、脉搏、呼吸及尿量。

（2）监测患者凝血功能变化。

（3）严密监测有无再发出血。

（4）观察子宫收缩情况。有无压痛，恶露量、色、气味；观察会阴伤口情况，护理会阴。

（5）补充足够的营养及热量：鼓励产妇进食营养丰富易消化食物，多进食富含铁、蛋白质、维生素的食物，如瘦肉、鸡蛋、牛奶、绿叶蔬菜、水果等，注意少食多餐。

（6）不同程度小腹胀痛，一般可以忍受，3～5 天缓解。疼痛剧烈者可给予止疼药物应用，并观察有无并发症。

（7）术后患者常有发热反应，术后常规使用抗生素。

3. 并发症的观察与护理

1）凝血功能障碍所致出血：应针对不同病因、疾病种类进行护理，如血小板减少症、再生障碍性贫血等患者应输新鲜血或成分输血，如发生弥散性血管内凝血应配合医生全力抢救。

2）失血性休克：对失血过多尚未有休克征象者，应及早补充血容量；对失血多，甚至休克者应输血，以补充同等血量为原则；给予休克体位。

（四）出院指导

（1）大量失血后，患者抵抗力低下，体质虚弱，活动无耐力，医护人员和家属应主动给予关爱与关心，增加其安全感。教会产妇一些放松的方法，鼓励其说出内心感受。针对其具体情况，有效地纠正贫血，增加体力，逐步增加活动量，以促进身体的康复过程。

（2）出院时指导患者学会加强营养和适量活动的自我保健技巧，继续观察有无出血及复查的时间、目的和意义，使患者了解恢复情况，及时发现问题。

（五）病例分析

患者，女，34 岁，4 天前无明显诱因出现阴道活动性出血，出血量大，色鲜红，自行口服药物治疗（具体不详），效果欠佳，2 天前出现头晕、乏力，1 天后至当地医院住院治疗，给予输血治疗（具体不详）、吸氧等对症处理，头晕、乏力症状未见明显好转，遂转至我院。

手术方式：髂内动脉、子宫动脉造影并化疗栓塞术（图 2-26）。

临床护理问题解析：

子宫动脉栓塞术后护理工作最需要关注什么问题？

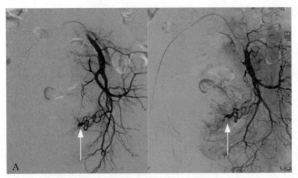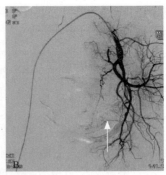

图 2-26　髂内动脉、子宫动脉栓塞术（箭示）

A. 术前；B. 术后

预防下肢深静脉血栓形成。患者子宫动脉栓塞术后不能立即下床活动，需要卧床 24 小时，预防穿刺点出血，所以下肢深静脉血栓形成较多见。下肢深静脉血栓形成多发生于术中或术后 5～9 天，发病率 10％左右，因此术后需严密观察对比双下肢的周径、肤色、皮肤温度、浅静脉充盈情况及肢体远端的感觉，如有右下肢沉重、胀痛感，应立即告知医生，给予相应处理。术后可指导患者做足背屈伸运动，给予下肢气压治疗，预防血栓形成。

五、人工血管及支架感染

（一）疾病概念

随着医学的发展和完善，后期人工血管感染的问题日渐突出。当患者自身血管条件差（如血管硬化狭窄、闭塞）或经多次吻合术失败自身血管无法再利用时，不得不寻求血管替代材料如自身、异体及人造血管重建血流。人工血管手术的适应证包括动脉瘤、动脉狭窄、动脉栓塞或血管破裂难以修复者；静脉病变一般仅限于腔静脉段移植。常用的人工血管有天然丝织品人造血管、尼龙人造血管、涤纶人造血管、膨体聚四氟乙烯（PTEE）管等。

（二）临床表现

主动脉移植人工血管感染可表现为不明原因的菌血症或表现为腹胀和肌紧张；外周部位人工血管感染后如侵犯周围组织可出现周围红肿、窦道形成等表现。

（三）治疗原则

（1）抗感染治疗。

（2）外科手术取出原有的人工血管或支架，重建新的旁路血流通路保证肢体或器官血供。

（3）充分引流，及时换药。

（四）护理措施

1. 术前观察及护理要点

（1）告知患者手术目的及方法，消除患者紧张情绪。

（2）积极完善相关准备，静脉给予抗感染药物。

（3）仔细评估供血区域血流灌注情况并拟定合理治疗方案。

（4）仔细备皮及准备旁路手术区域皮肤。

2. 术后观察及护理要点

1）抬高患肢：人造血管旁路术后次日血管移植部位常水肿明显，2～4 周逐渐减轻或消退。

2）观察伤口有无出血：保持敷料清洁、干燥，防止伤口感染；若发现伤口渗血不止、疼痛难忍时应立即通知医生，并有效止血。包扎伤口的敷料勿过紧。人工血管处严禁用于输液或抽血，以免出血或造成闭塞及二次感染。

3）引流管及感染创面的护理：保持引流通畅，及时更换有渗出的敷料。

4）运动：术后当天可适当做握拳动作或足部背伸运动，以促进血液流动，防止静脉血栓形成。若是高凝状态者，应遵医嘱给予抗凝药。术后早期应尽量穿袖口宽松的内衣，既保暖又不影响治疗。

5）根据细菌培养结果针对性静脉应用抗生素。

3. 并发症的观察与护理

1）血栓形成：与外科手术操作技术、选择人工血管直径较小、移植血管皮下隧道中扭曲成角、自体血管内膜损伤、吻合口狭窄等因素有关；晚期主要与血管吻合口内膜增生导致吻合口相对狭窄，血流不畅有关。血栓形成的预防及护理：根据医嘱按时使用低分子肝素，服用华法林、阿司匹林等抗凝药或抗血小板药物；指导患者自我护理，定期监测抗凝指标。

2）出血和血肿：与血管吻合有关；也与术后抗凝有关，应注意切口和引流液的观察。

3）人工血管再次感染：原因为本身即为外伤或感染性伤口、隐藏在宿主血液中的细菌、邻近组织有感染灶、医源性感染及其他潜在的污染源。术中及术后医护均应严格无菌操作，彻底清创，早期诊断，仔细评估，预防重于补救。

（五）出院指导

（1）禁烟、酒，低脂饮食和良好的生活习惯。

（2）适当活动，轻体力运动。术肢避免提重物，睡眠时避免压迫旁路人工血管侧肢体，以免血液循环不良导致血管急性闭塞。

（3）严格遵医嘱服用抗感染药物，华法林或阿司匹林肠溶片等抗凝或抗血小板药。定期监测凝血指标（凝血酶原时间、APTT）和血常规。应遵照医嘱减量、停药或替代。

（4）指导患者定时监测血压，预防低血压的发生，以防止低血压造成人造血管闭塞。

（5）旁路人工血管局部出现红肿化脓时，及时就诊。

（六）病例分析

患者，男，70岁，患者于2019年行"腹主动脉腔内隔绝术＋股-股转流术"，术后恢复可，现以"间断发热10余天"为主诉，以"右股动脉人工血管感染"为诊断收治于我科。既往有高血压病史5年余，血压最高170/80mmHg，规律服用降压药物，血压控制不详。

手术方式：人工血管取出术（图2-27）。

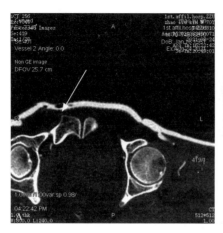
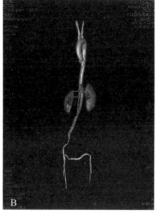

图2-27　人工血管取出术（A～D）

A. 感染部位（箭示）；D. 取出的人工血管（箭示）

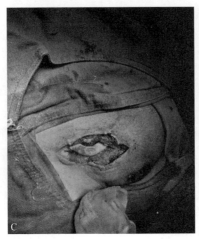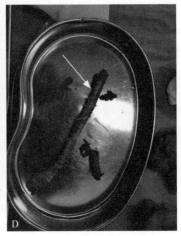

图 2-27（续）

临床护理问题解析：

患者术后 2 天出现右下肢麻木，缺血，应如何观察及护理？

（1）密切观察患者右下肢末梢循环情况，及时与患者沟通，鼓励患者正确描述下肢感觉，并如实记录，告知主管医师，给予正确处理。

（2）遵医嘱改善微循环、扩张血管等药物应用。

（3）观察患者右下肢侧支循环的状态，如若出现严重急性缺血状态，应再次行手术治疗。

（4）遵医嘱继续给予抗感染药物应用，控制感染。

六、血液透析血管通路

（一）疾病概念

急、慢性肾衰竭和急性中毒的患者在进行血液透析前，首先要建立一条血管通路，又称为血液透析通路。一条稳定可靠的血管通路，是顺利进行血液透析的基本保证。良好的血管通路的基本要求包括：血流量能够达到 200～300ml/min；容易建立体外血液循环，能反复使用；安全可靠，负担小，特别是心脏负担小。

（二）治疗原则

透析通路一般分为临时性血管通路、动 - 静脉外瘘和动 - 静脉内瘘。急诊使用时，首选介入技术透析管置入。

（三）护理措施

1. 术前观察及护理要点

1）心理护理：术前关心安慰患者，讲解手术的目的、方法及注意事项，消除患者疑虑，保持情绪平稳，积极配合治疗。

2）饮食护理：进低蛋白、高维生素、低盐、低脂、低糖饮食，多吃蔬菜和水果，但应避免高钾食品。

3）其他：透析通路区域皮肤护理。

2. 术后观察及护理要点

（1）给予常规腔内介入、外科手术术后护理。

（2）密切观察患者生命体征，特别是血压的情况。

（3）观察穿刺处或切口有无渗血、血肿情况；透析通路侧肢体肿胀情况，避免血栓形成。

（4）保持情绪平稳，注意休息，根据情况下床适当活动。根据情况及时安排临时透析。

（5）术后禁食辛辣刺激食物，多食水果、蔬菜和富含纤维素及豆类食品，尤其要遵守原发病的饮食要求。

3. 并发症的观察与护理

1）透析管相关血栓形成：临时透析导管插入血管腔内，易发生血栓形成。患者高凝状态，抗凝药的使用量不足，封管时肝素用量不足或封管操作时致管腔呈负压状、有部分空气进入或管路扭曲等原因，易引起血栓形成。在护理中应首先重视预防：每次使用前后均应认真评估透析通路的通畅情况，抽吸前次的封管液，若抽出不畅时切忌向导管内推注液体，以免血凝块脱落而致栓塞。如有血栓形成，可采用尿激酶溶栓，具体方法：5万～15万单位尿激酶加生理盐水3～5ml分别注入留置导管腔内，保留15～20分钟，回抽出被溶解的纤维蛋白或血凝块，若一次无效可重复进行。局部溶栓治疗适用于早期新鲜血栓，如果血栓形成时间比较长，则不宜采用溶栓治疗，应予拔管。

2）感染：是留置导管的主要并发症。引起导管感染的影响因素有很多：如保留时间过长、操作频率高、免疫功能差等。而且局部感染还可能导致全身感染，从而要求操作人员严格无菌操作；正确封管，并妥善维护血液通路，减少感染概率；指导患者做好个人卫生和自我观察；合理应用抗生素。

3）流量不足：主要表现为导管内血栓形成、血流不畅、完全无血液引出或单向阻塞，不能达到透析要求的目标血流量。与手术相关，也可是置管术后导管尖端位置或血管壁相贴造成"贴壁"，后期多是血栓形成引起。透析通路人工血管狭窄或扭曲，可考虑经手术或腔内治疗。

4）出血：与抗凝相关，可适度按压或穿刺点表面涂撒云南白药粉。

5）透析通路人工血管感染及假性动脉瘤：需要仔细观察，皮肤不完整者易出现危及生命的大出血。应积极给予抗感染及外科或腔内修复。

（四）出院指导

（1）置管术后避免剧烈活动，以防由于牵拉致导管滑脱。

（2）做好个人卫生，保持局部清洁、干燥。如需要淋浴，应先将导管及皮肤出口处用胶布密封，以免淋湿后导致感染，淋浴后及时更换敷料。

（3）每日监测体温变化，观察置管处有无肿、痛等现象，如有体温异常，局部红、肿、热、痛等症状应立即告知医务人员，及时处理。

（4）选择合适的卧位休息，以卧向健侧，避免搔抓置管局部，以免导管脱出。

（5）股静脉留置导管者应限制活动。颈内静脉、锁骨下静脉留置导管者运动不受限制，但也不宜剧烈运动，以防过度牵拉引起导管滑脱，一旦滑出，立即压迫局部止血，并立即到医院就诊。

（6）留置导管者，在穿脱衣服时需要特别注意，避免将导管拔出，尤其是股静脉置管者，颈内静脉或锁骨下静脉置管应尽量穿对襟上衣。

（7）透析用内瘘术后需要等待成熟后方可使用。

（五）病例分析

患者李某，女性，67岁。4年前于当地医院就诊时确诊为慢性肾功能不全，行长期透析管置管术并开始规律血液透析；2年前与当地医院行长期透析管置换术；1个月前患者开始右颈部血液透析管不畅，未治疗；5小时前患者于当地医院就诊时行右颈部长期透析管置换术失败，透析通路缺失。现患者为求进一步治疗，建立血液透析通路来我院就诊，急诊以"①透析通路缺失；②慢性肾功能不全、尿毒症期；③高血压Ⅲ级、极高危"为诊断收入科。患者既往脑梗死病史16年，高血压10余年，平素院外口服硝苯地平缓释片控制，血压控制较差，无心脏疾病及糖尿病病史，术前行彩超提示：右侧颈内静脉置管术后并血栓形成（图 2-28）。

　　手术方式：上腔静脉造影并长期透析管置入术（图 2-29）。

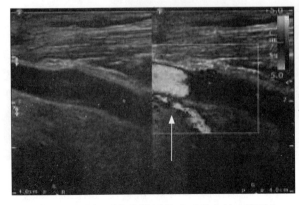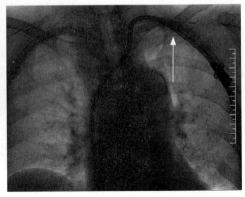

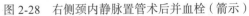

图 2-28　右侧颈内静脉置管术后并血栓（箭示）　　　　　图 2-29　术中造影（箭示）

　　临床护理问题解析：

　　长期留置透析导管的应如何选择？

　　常用的置管部位有锁骨下静脉、颈内静脉、股静脉三个部位。颈内静脉与右无名静脉和上腔静脉几乎成一条直线，胸导管位于左侧，胸膜顶右侧低于左侧，插管容易，并发症发生率低且能提供较好的血流量，因此，颈内静脉是临床上建立长期血透导管的首选血管。

第6节　肿瘤侵犯的血管疾病

一、腹膜后肿瘤

（一）疾病概念

　　腹膜后肿瘤是指排除腹腔实质脏器的肿瘤和转移性肿瘤，起源于腹膜后间隙的脂肪、输送结缔组织、筋膜、肌肉、血管、神经、淋巴组织及胚胎残留组织，约80%的肿瘤是恶性的。

（二）临床表现

　　腹膜后肿瘤绝大多数起初无症状。当肿瘤逐渐长大，产生压迫，最常见的症状是腹痛，以及相应脏器受压迫和刺激所产生的其他症状：例如，当胃肠道受压时，可有恶心、呕吐及饱腹感；直肠受压时可有大便次数增多及肛门胀感，甚至大便变形，排便困难；泌尿系统受压时可有尿频、尿急、排尿困难或血尿；下腔静脉受压时可有下肢水肿。

（三）治疗原则

　　首选手术切除治疗：腹膜后肿瘤也常累及周围器官，需同时切除受累器官，争取完整、整块切除，不残留肿瘤包膜和肿瘤组织，不切破肿瘤。正确处理好受侵的大血管，是腹膜后肿瘤彻底切除的关键。

（四）护理措施

　　1．术前观察及护理要点

　　1）心理护理：对于心理波动较大的人，应注重心理咨询，应用音乐转移注意力和成功案例解释等多种方法，以改善患者的不良情绪。积极与患者及其家属沟通，评估患者的疾病状态，心理情绪波动，身体状况和其他详细情况，然后针对患者的综合情况制订护理措施。

2）病情的观察：术前严密监测患者血压，将血压控制平稳。询问患者有无疼痛或不适，遵医嘱给予相应的对症处理。

3）术前准备：术前8小时禁食、水。遵医嘱留置胃管、导尿管等，做好胃肠道准备。

2. 术后观察及护理要点

1）严密监测生命体征：术后给予心电监护及氧气吸入。严密监测患者心率、血压、呼吸及血氧饱和度，警惕患者出现低血压症状，甚至休克。

2）体位指导：全麻术后取去枕平卧位休息，待全麻清醒后可协助患者取半卧位休息，以促进引流，松弛腹肌，减轻腹部切口处疼痛，有利于切口恢复。

3）手术切口的护理：手术切口给予腹带应用，保持手术切口敷料清洁干燥，如有渗血及时更换敷料。若留置引流管，应保持引流管通畅，避免引流管打折。观察引流液的颜色、性质、量，若引流液突然增多，且颜色为鲜红色，则可能提示活动性出血，应及时通知医生给予对症处理；若引流液突然减少，同时伴有腹胀、发热、腹痛等症状，则可能提示引流管堵塞，应及时查看有无引流管受压或扭曲，给予对应处理。

4）疼痛的护理：如有必要，术后使用镇痛泵来缓解患者的不适感，也可促使患者平稳的呼吸，舒适的姿势和转移注意力来缓解疼痛。必要时使用止痛药物，或肌内注射哌替啶，并给予安慰解释，加强心理护理。

5）休息与活动：鼓励患者进行床上活动并尽早下床，预防下肢静脉血栓，肠粘连等并发症。

6）心理护理：在整个围手术期，对患者及其家属进行全面的心理干预，以减轻不良情绪，提高患者的依从性。注重快速康复手术的理念，使患者及家属能够有效配合，实施快速康复手术治疗。

7）用药护理：观察患者用药后有无恶心、呕吐、头晕、口干、血糖异常等反应，术后补充液体，详细记录24小时出入水量，控制输液速度，维持出入量平衡。

8）饮食护理：全麻术后给予禁食水，待患者排气后拔除胃管，可进少量流食，逐渐过渡到半流食、软食、普食，给予易消化和高营养的饮食。同时观察患者有无恶心、呕吐等不适。

3. 并发症的观察与护理

1）下肢深静脉血栓：与术中出血、静脉破裂修补、血管移植、人造血管的使用有关。其症状及护理可见下肢深静脉血栓章节。

2）胃肠道反应：与术前肿瘤侵犯胃肠道有关，或术中合并胃、肠、肝、胰部分切除有关。患者出现肠梗阻或吻合口瘘，如胆瘘、肠瘘等症状时，及时通知医生，给予禁食、胃肠减压，遵医嘱使用抑制腺体分泌药物，如生长抑素等，加强静脉营养支持，充分引流，引流液定期进行检测等积极处理。

（五）出院指导

1）生活指导：劳逸结合，注意休息，禁烟酒。

2）饮食指导：以高热量、高维生素、低脂及低盐饮食为主。

3）药物指导：为了巩固手术的治疗效果，对于出院后携带的药品，责任护士要及时向患者讲解并注明药物的用法、用量、时间及可能出现的药物不良反应和注意事项。如果在服药过程中，出现不良反应或病情有特殊变化及时与医生取得联系，或及时就诊。密切监测血压变化，遵医嘱口服降压药物。

4）定期复查：肿瘤治疗的特殊性、连续性要求责任护士向患者讲解定期复查的意义和作用，术后1～2周复查1次，之后3～6个月复查一次，以后每年复查1次。

（六）病例分析

患者王某，男，52岁。25天前患者无意间触及左上腹包块，无压痛、反跳痛，无发热、黄疸，无腹痛、腹胀，无恶心、呕吐，无胸闷、呼吸困难、心悸、乏力等不适，遂至当地医院就诊，行彩超及 CT 示：盆腔占位，未治疗。为求进一步治疗转入我院，门诊以："①异位嗜铬细胞瘤；②糖尿病；③高血压 2 级"为诊断收住我科。患者既往高血压病史 1 年，最高达 170/115mmHg，平日规律口服硝苯地平缓释片，血压控制可。糖尿病病史 2 年，平日口服二甲双胍片控制血糖，血糖控制满意。术前 CTA 提示：腹膜后巨大占位（图 2-30），术前穿刺病理活检回示：嗜铬细胞瘤。

手术方式：肠系膜上动脉造影并支架植入＋腹膜后肿物切除术（图 2-31）。

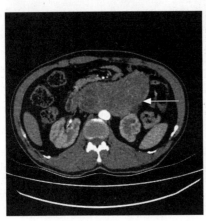
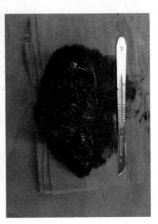

图 2-30　腹膜后巨大占位　　　　图 2-31　术中切除标本

临床护理问题解析：

嗜铬细胞瘤为什么会引起高血压？

嗜铬细胞瘤会分泌大量儿茶酚胺，儿茶酚胺的主要生理作用是兴奋血管的 α 受体，使血管收缩，主要是小动脉和静脉，从而使患者血压升高。大多数患者同时伴有典型的头痛、心悸、多汗"三联征"。但该病更典型、具有诊断意义的是阵发性高血压。

二、血管内平滑肌瘤病

（一）疾病概念

血管内平滑肌瘤病（intravenous leiomyomatosis，IVL）是一种少见的子宫中胚叶良性肿瘤，在血管内呈蔓延性生长，可以从小静脉延及下腔静脉，甚至右心房。

（二）临床表现

本病均发生于女性，且多见于绝经前的中年妇女。当肿瘤局限于子宫、宫底或盆腔时，临床表现与一般子宫肌瘤无多大差别，如子宫增大，月经增多，盆腔肿物、腹痛等症状。当病变扩展至下腔静脉和右心房，可造成循环障碍而发生心慌、气短、肝大、尿少、腹水、下肢水肿、胸腔积液、心脏杂音等。

临床可分为Ⅳ期。Ⅰ期：病变早期，病变限于子宫及子宫旁；Ⅱ期：病变侵及盆腔血管；Ⅲ期：肿瘤延伸进入下腔静脉；Ⅳ期：肿瘤侵入心腔。

（三）治疗原则

IVL 生长缓慢，预后好，肿瘤栓塞增加了该病的风险性，如果不及时采取干预措施，肿瘤侵入心脏，可能引起机械性梗阻，导致死亡。手术是治疗 IVL 的最主要方法。激素治疗也能在一定程度上抑制肿瘤生长及复发。

（四）护理措施

1. 术前观察及护理要点

1）心理护理：耐心倾听患者的病史，了解患者的心理问题，给予安慰、鼓励、劝导，增强患者的信心。

2）病情的观察：术前将患者血压控制在 100～120/60～80mmHg，心率控制在 60～100 次 / 分。指导患者卧床休息，避免剧烈活动，避免血压、心率的波动造成右心房内肿瘤阻塞三尖瓣口，而导致患者晕厥或瘤体脱落引起肺栓塞。

3）术前准备：术前评估心肺功能，了解左室功能状态。术前 8 小时禁食、水。遵医嘱留置胃管、导尿管等，做好胃肠道准备。教会患者有效咳嗽的方法，降低术后发生肺部并发症的发生率。

2. 术后观察及护理要点

1）严密监测生命体征：术后给予心电监护，监测心率、血压、血氧饱和度。观察患者皮肤的颜色、温度、湿度、动脉搏动、口唇、甲床情况，观察有无血容量不足症状，遵医嘱给予扩容、维持内环境稳定等治疗。重视患者的自觉症状，如心悸、气短、夜间阵发性呼吸困难、心率增快等，如有异常，及时通知医生，积极对症处理。术后监测患者的尿量、颜色的变化。观察患者呼吸系统的变化，抬高床头，利于患者痰液咳出，预防肺部感染。

2）体位指导：全麻术后取去枕平卧位休息，待生命体征平稳后可协助患者取半卧位休息，以利于引流并能减轻伤口张力。

3）手术切口和引流管的护理：术后给予胸腹带应用，保持敷料清洁干燥，如有渗血及时更换敷料。若留置腹腔引流管，应保持引流管通畅，定时挤压引流管，每小时监测引流量并记录，观察引流液的颜色及性状，判断有无内出血。若留置胸腔闭式引流瓶，则需将引流瓶低于胸部水平 60～100cm，保持正常水柱波动维持在 4～6cm，每隔 30 分钟挤压引流管一次，防止引流管阻塞，维持引流系统密封，密切观察并记录引流液的量、色、质。

4）疼痛的护理：责任护士对患者进行疼痛评估，并给予相应的护理措施，必要时遵医嘱给予止痛药物应用。

5）休息与活动：在患者生命体征平稳后，可协助患者床上翻身，进行双下肢主动、被动活动，病情允许时鼓励患者尽早下床活动，预防下肢静脉血栓的发生。

6）心理护理：对患者及其家属进行全面的心理指导，减轻不良情绪，帮助患者树立战胜疾病的信心。

7）用药护理：保持内环境的稳定，维持水、电解质、酸碱与营养平衡。详细记录 24 小时出入水量，静脉给予营养支持。

8）饮食护理：全麻术后给予禁食水，待者排气后给予拔除胃管，可进少量流食，逐渐过渡到半流食、软食、普食。

3. 并发症的观察与护理

1）肺动脉高压：术后密切观察患者血氧饱和度，保持呼吸道通畅，若患者出现严重低心排血量、低氧血症、低血压和酸中毒的症状，需及时报告主管医生，给予相对应的处理。

2）颅内出血：因患者血管内有肿瘤，容易发生血栓，因此患者从入院开始即开始口服抗凝药物，因此术后要观察患者意识、瞳孔变化，观察肢体活动情况及定向力，警惕颅内出血。

（五）出院指导

1）生活指导：指导患者注意休息，功能锻炼需循序渐进，避免剧烈活动或过度劳累。

2）饮食指导：指导患者进食营养丰富、清淡、易消化的食物。

3）药物指导：遵医嘱规律口服药物，出院后患者仍需口服抗凝药物，教会患者自我监测有无出血倾向，如发现异常，及时就医。

4）定期复查：向患者及家属强调术后定期随诊的重要性，术后第3、6、12个月复诊，以后每年复诊，坚持长期随诊，预防复发。IVL复发的常见原因为肿瘤残缺，切除肿物不彻底，复发肿瘤来源于微小的静脉及保留的卵巢内肿瘤，肿瘤细胞延血管内游走，复发时间为术后6个月～26年，故需要终生随诊。

（六）病例分析

患者，女，47岁。患者5天前因月经量增多，经期延长就诊于当地卫生院，查腹部彩超示：子宫底实性低回声（考虑肌瘤），右侧附件实性低回声（考虑卵巢占位），查血常规：血红蛋白48g/L，诊断为"右侧卵巢占位，子宫肌瘤，失血性贫血"，给予输血治疗后，准备行手术治疗，术前检查心脏彩超示：右心房内稍强回声团（考虑黏液瘤），左房稍大，三尖瓣反流（中度），肺动脉高压（中度）。为求进一步治疗前来我院，门诊以："①右方黏液瘤；②右侧卵巢占位；③子宫肌瘤、失血性贫血；④下腔静脉占位"为诊断收住我科。患者既往高血压病史3年，最高达164/90mmHg，平日规律口服"利血平片"，血压控制可。心脏彩超示：右心房内强回声团（考虑：黏液瘤）。腹部增强CT回示：下腔静脉及双侧卵巢静脉栓子形成（图2-32）。

手术方式：下腔静脉肿物摘除术（图2-33）。

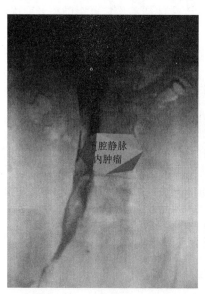
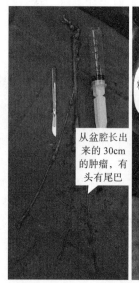
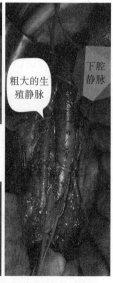

图2-32 下腔静脉内肿瘤   图2-33 下腔静脉肿物摘除术

临床护理问题解析：

该患者术后出现咳痰困难，不敢咳嗽，身为责任护士，应如何指导患者呼吸功能的训练？

1）腹式呼吸法：吸气时腹部凸起，吐气时腹部凹入。每天训练5～7次，每次5～15分钟。

2）缩唇呼吸法：患者取立位或坐位，嘴闭上经鼻吸气，然后经嘴（嘴巴呈口哨样）呼气，同时收缩腹部。吸气与呼气比1∶2或1∶3，以不头晕为度。每天训练7～8次，每次10～20分钟。

3）有效咳嗽法：患者取坐位或半坐卧位，屈膝，上身前倾，缓慢深呼吸数次，屏气3秒，然后张口咳嗽，腹肌用力腹壁内缩。连续做2～3次，休息3～5分钟后继续练习。

4）吹气球法：先深吸一口气，对着气球口慢慢吹，直到吹不动为止，气球不宜吹得过快。

呼吸训练器法：借助呼吸训练器，通过吸入空气，使胸廓扩大，肺扩张，使肺的容量增大，帮助恢复肺功能。

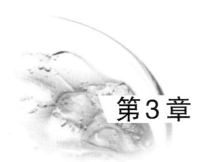

第3章
静脉血管疾病护理

一、下肢慢性静脉功能不全

（一）疾病概念

下肢慢性静脉功能不全指下肢浅静脉瓣膜功能不全，站立后静脉内血液倒流，远端血流淤滞，导致静脉壁扩张、变形，出现不规则膨出或扭曲。体力劳动强度大、从事持久站立工作或久坐少动的人群易发生。

（二）临床表现

临床常表现为下肢进行性加重的曲张静脉，以小腿内侧为明显，小隐静脉病变主要位于小腿内外侧。发病早期，患者多感觉下肢酸胀不适，同时伴有肢体沉重乏力、轻度水肿，站立时加重，平卧或肢体抬高后减轻，偶有小腿肌肉痉挛现象。病程较长者，尤其是足踝部可出现皮肤营养性改变，表现为皮肤瘙痒、脱屑、色素沉着、皮肤和皮下组织硬结、湿疹和溃疡等。

（三）治疗原则

1. 压力及药物治疗

（1）使用弹力袜或弹力绷带，测量患者下肢周径，选用合适压力或型号的弹力袜。适用于病情轻，年龄过大或全身情况差不能耐受手术和妊娠期者。

（2）药物治疗：症状轻、中度患者，可口服改善微循环、消肿等药物缓解症状；重度患者术后口服药物改善疗效。

2. 手术治疗

1）硬化剂注射：是将硬化剂注入曲张静脉内，使曲张静脉产生化学性炎症，进而使曲张静脉闭塞。适用于轻、中度曲张患者和术后残留静脉曲张者。

2）微创治疗：包括腔内射频闭合治疗、激光治疗、微波治疗、腔内电凝治疗、腹腔镜深筋膜下交通静脉结扎/离断术等。

3）传统手术治疗：单纯浅静脉病变行大隐静脉或小隐静脉高位结扎，剥脱静脉主干，切除扩张属支，结扎功能不全的交通支。中、重度深静脉瓣膜功能不全者，可同时行深静脉瓣膜修复术。

（四）护理措施

1. 术前观察及护理要点

1）患者术前日常护理：①防外伤，如勿穿紧身裤，防止尖锐物品碰伤曲张静脉，不可用力摩擦、揉搓皮肤；②皮肤瘙痒护理：禁忌用手抓挠，给予多磺酸黏多糖乳膏（喜辽妥）外涂；③一旦出现出血，抬高患肢，局部加压包扎，及时就医。

2）术前护理：

（1）促进下肢静脉回流。①活动时穿着弹力袜或使用弹力绷带；② 避免久坐、久站、跷二郎腿等。卧床时抬高患肢 15°～30°；③避免引起腹压增高的各种因素，腹压的增高会使下肢静脉暂时性或间断性受压，这些都会影响下肢静脉的向心回流。

（2）有效预防或处理合并创面感染者。

（3）心理护理。入院后向患者及家属讲解疾病的相关知识、治疗概况及预后情况，消除患者疑虑，帮助患者树立信心。

2. 术后观察及护理要点

1）严密监测生命体征：密切观察患者的意识、脉搏、血压、呼吸变化，并及时准确记录。

2）体位护理：行戴戒术后，患者平卧位，抬高患肢20°～30°，以促进下肢静脉回流，降低深静脉血栓形成的风险。行常规大隐静脉剥脱者，术后平卧，下肢抬高，协助患者床上被动活动；24～48小时后可下床活动，但需要着弹力绷带或弹力袜，避免久坐不动。活动量逐渐增加，以感舒适为宜。术后加压包扎48～72小时后换药。行射频消融术后可穿着弹力绷带后鼓励患者下床活动。

3）饮食护理：全身麻醉术后8小时后可少量饮水，进少量流食。局部麻醉行射频消融术后即可进食，同时告知患者戒烟、戒酒。

4）患肢护理：①注意观察患肢远端皮肤温度、色泽、足背动脉搏动及下肢感觉、活动等情况，并观察有无皮下瘀斑、硬结、肢体局部血肿等，注意观察伤口渗血情况；②注意观察弹力绷带加压情况：弹力绷带自远而近包扎，远侧的压力高，近侧的压力低，促进血液回流；包扎应适度，过紧可引起末梢血液循环障碍，过松可引起皮下瘀斑、局部血肿、侧支再通或术后复发等并发症。因此，护理时要多观察肢体末梢微循环，若患肢疼痛、血运差，应及时松开弹力绷带，重新包扎。弹力绷带加压包扎1～2周后可穿着弹力袜，严格准确的加压治疗可减少并发症的发生。

5）循环驱动泵的使用和护理：使用循环驱动泵可减少静脉淤血及预防深静脉血栓形成，但合并有严重动脉疾病、下肢畸形、坏疽、近期有皮肤移植、怀疑有深静脉血栓的患者严禁使用。一般患者手术结束后即可使用。文献报道循环驱动泵可以刺激内源性纤溶蛋白溶解系统，增加纤溶系统的活性，且由于增加纤溶系统活性的作用迅速而短暂，所以不会增加出血的危险。

3. 并发症的观察与护理

1）血栓性静脉炎：卧床休息，抬高患肢，局部硫酸镁湿敷、光照热敷，有感染征象者可应用抗生素。

2）出血：抬高患肢，局部加压包扎止血。

3）伤口感染和淋巴瘘：应及时更换伤口敷料，保持敷料清洁、干燥，保持引流通畅，注意无菌操作。

4）下肢深静脉血栓形成：是大隐静脉术后的严重并发症之一。术后注意观察患者有无突发下肢肿胀、疼痛等临床表现。卧床期间，指导患者在床上行足背伸屈运动，鼓励患者术后尽早下地行走，促进下肢静脉回流，减少下肢深静脉血栓的形成，高危患者可预防性应用抗凝药物。

（五）出院指导

1）促进下肢静脉回流：避免久站久坐，休息时抬高患肢，术后前2周须使用弹力绷带或穿弹力袜，保持排便通畅，避免腹压升高。避免跷二郎腿，以防静脉回流障碍时发生足背、足趾水肿和细小动脉闭塞；长时间站立或久坐，应适时改变体位；养成躺下时将腿抬高超过心脏的习惯，并维持膝盖弯曲，促进腿部血液循环，注意休息，适量增加运动。

2）饮食指导：均衡营养，合理膳食，保证水分的摄入，饮食要清淡而富有营养，多进食新鲜蔬菜、水果等，给予高蛋白、高维生素饮食，提高机体抵抗力，以促进伤口愈合。

3）定期复查：出院后第1、3个月，以后改为每半年1次复查。

4）非手术治疗患者坚持站立活动时使用弹力袜或弹力绷带。

（六）病例分析

患者，男，50岁。20年前发现左下肢蚯蚓状肿物，未做特殊处理，1个月前出现踝部胀痛，于当地医院就诊,效果欠佳,遂转入院进一步治疗。入院时查体:左下肢站立时内外侧静脉突起,踝关节处色素。

主要辅助检查及阳性结果:下肢静脉造影示左下肢深静脉瓣膜功能不全并交通支开放、浅静脉曲张。

手术方式:左下肢浅静脉射频消融+泡沫硬化术(图 3-1)。

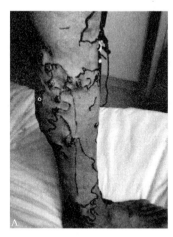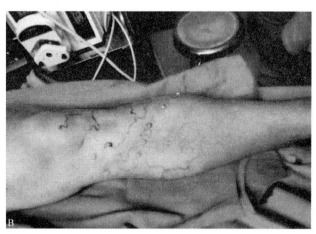

图 3-1 左下肢浅静脉射频消融+泡沫硬化术

A. 术前;B. 术后

临床护理问题解析:

1. 如何做好静脉曲张手术部位标识?护士如何做好宣教?

因曲张的静脉会因体位的改变而影响其充盈度,患者在平卧位时病变的静脉欠充盈,不利于手术部位标识,故术前手术医生会对曲张静脉进行手术部位标识。嘱患者适当活动后处于站立、下肢下垂的体位,使病变部位的静脉曲张、充盈,对突起的静脉做标识。

术前指导患者清洗患肢及腹股沟,减少感染机会;术前 1 天备皮沐浴后,用防水记号笔标记曲张静脉位置及范围。标记后告知患者避免再次沐浴,以免标记部位不清晰,影响医生术中切口定位。

2. 下肢静脉曲张的预防护理有哪些?

(1)长期从事重体力劳动和站立工作的人,最好穿弹力袜。

(2)妇女月经和孕期等特殊时期要给腿部特殊的保护,多休息。经常按摩腿部,帮助血液循环,避免静脉曲张。

(3)戒烟,因吸烟能使血液黏稠改变,血液变黏稠及淤积。口服避孕药物也有类似作用,应尽量少服用。

(4)每天坚持一定时间的行走,行走可以发挥小腿肌肉的"肌泵"作用,防止血液反流的压力。

(5)该病遗传倾向不清楚,一般在 30 岁左右发病,因此在儿童和青少年时期应勤于运动,增强体质,有助于防治。

(6)肥胖者应减肥。肥胖虽不是直接原因,但过重的体重会造成下肢静脉回流不畅,使静脉曲张加重。

二、深静脉血栓

（一）疾病概念

深静脉血栓形成（DVT）指血液在深静脉内不正常地凝固、阻塞管腔，从而导致深静脉回流障碍，是常见的血栓类疾病。全身主干静脉均可发病，尤其多见于下肢。急性期，当血栓脱离腿部的静脉，游走到肺脏，阻塞肺部血管，可形成严重而致命的肺栓塞。

（二）临床表现

主要表现为静脉远端回流障碍症状，可出现肢体肿胀、疼痛、浅静脉曲张、发热等。

1. 上肢深静脉血栓形成　前臂和手部肿胀，胀痛，上肢下垂时症状加重。

2. 上、下腔静脉血栓形成

1）上腔静脉血栓：上肢静脉回流障碍表现，面颈部肿胀，球结膜充血水肿，眼睑肿胀，胸背以上浅静脉广泛扩张，胸壁扩张静脉血流方向向下。

2）下腔静脉血栓：常为下肢深静脉血栓向上蔓延所致，下肢深静脉回流障碍，躯干浅静脉扩张，血流方向向头端；可有心悸，甚至轻微活动即可引起心慌、气短等心功能不全的症状；由于肾静脉回流障碍，可引起肾功能不全的表现，包括尿量减少、全身水肿等。

3. 下肢深静脉血栓形成

1）急性肢体深静脉血栓形成临床表现：肢体突发肿胀、胀痛、肤色改变、活动受限，重者肢端动脉搏动减弱以致消失，肢体重度肿胀、发绀，甚至发展到肢体坏死。血栓脱落可导致致死性肺栓塞。在急性阶段由于血栓脱落所引发的肺梗死是临床猝死的常见原因之一。后期常遗留有深静脉血栓形成后综合征，严重影响患者生活质量。

2）下肢深静脉血栓形成临床分型

周围型：股浅静脉下段以下的深静脉血栓形成；

中央型：髂股静脉血栓形成；

混合型：全下段深静脉血栓形成。

3）下肢深静脉血栓形成临床分期

急性期：发病后 14 天以内；

亚急性期：发病后 15～28 天；

慢性期：发病 28 天以后；

后遗症期：出现下肢深静脉血栓形成后遗症症状，如酸胀、慢性水肿、浅表静脉扩张或曲张、小腿皮肤色素沉着、溃疡等；

慢性期或后遗症急性发作：在慢性期或后遗症期，疾病再次发作。

（三）治疗原则

1. 非手术治疗　立即抗凝、溶栓治疗。急性期绝对卧床休息，抬高患肢，促进静脉回流。

2. 腔内手术治疗

（1）单纯下腔静脉滤器置入术配合抗凝及外周溶栓治疗，急性期不建议行下肢循环驱动压力治疗。

（2）下腔静脉滤器置入术＋溶栓导管置入术抗凝、经导管溶栓治疗。

（3）下腔静脉滤器置入术＋Angiojet 血栓抽吸术。

（四）护理措施

1. 术前观察及护理要点

1）心理护理：下肢深静脉血栓形成导致的下肢肿胀、疼痛给患者带来很大的痛苦和恐惧，因此应向患者耐心讲述本病相关知识和溶栓治疗方法及原理，让患者消除疑虑，减轻心理负担。

同时教给患者使用分散注意力的方法来减轻疼痛，当患者病情好转患肢肿胀减轻时，患者更增强了信心，使患者能主动地参与到疾病治疗和自我护理中。

2）体位与休息：急性期应嘱患者绝对卧床休息，患肢抬高20°～30°，以促进静脉回流，减轻肢体肿胀和疼痛。当肢体感觉疲劳时可更换体位，行足部轻微背屈运动，但不可冷、热敷，按摩，挤压患肢，防止栓子脱落。同时详细观察并记录患肢温度、肤色、足背动脉搏动情况，测量双下肢周径（髌骨以上15cm，髌骨以下10cm）并做记录对照。如有异常，及时通知医生进行处理。

3）病情观察：术前除监测下肢周径外，还需要观察患者有无胸闷、呼吸气促等症状，观察患者有无肺栓塞症状。

4）药物护理：遵医嘱给予抗凝、活血等药物应用，指导患者自我观察有无牙龈及皮肤黏膜等出血倾向。

5）饮食护理：饮食宜清淡易消化，富含维生素、高纤维，多食新鲜蔬菜、水果，如西红柿、梨、苹果、黑木耳等，保持排便通畅。尽量避免因排便困难引起腹内压增高而影响下肢静脉回流。

2. 术后观察及护理要点

1）病情观察：

（1）严密监测生命体征。术后给予心电监护应用，监测患者生命体征情况，询问患者有无不适，注意有无发热情况。

（2）穿刺处的护理。术后患者卧床休息，平卧4～6小时。穿刺部位加压包扎，并观察局部有无渗出和血肿，绷带不宜过紧，观察患者足背动脉搏动情况。

（3）体位护理。术后患者平卧位，第2天患者在护士的帮助下取侧卧位，但需要保持留置管道的肢体尽可能伸直，防止导管、鞘管弯折，保持管道的通畅性。在床上活动时避免动作过大，避免用力排便，防止管道脱出及穿刺处渗血和出现血肿。

（4）溶栓导管的护理。导管和鞘管穿入皮肤端要用无菌敷料覆盖。交接班时仔细观察管道是否完好，有无渗血，以及药物滴入是否通畅。指导患者在手术置管当日以平卧位为主，防止置管穿刺处渗血。如患者感觉腰背部酸痛，可侧身平卧或行将手伸入患者的腰背部按摩。

（5）肢体肿胀的评估。每日用皮尺测量患肢周径并记录观察肿胀消退情况。

（6）肺栓塞的预防。术后返回病房，保证病房环境安静、舒适，备好抢救药品和抢救器材，严密观察生命体征变化；耐心听取患者主诉，观察患者有无呼吸困难、胸痛、咯血、咳嗽、晕厥等症状；观察有无肺栓塞的发生，因为置入滤器后存在滤器部位再血栓的可能，所以要预防滤器置入后的血栓脱落引起肺栓塞。

（7）肾功能的观察。由于使用溶栓药物及术中用的造影剂会对患者的肾功能造成一定的影响，因此术后要观察患者的排尿情况，包括尿液的量、颜色等，警惕肾功能不全的发生。鼓励患者多饮水以稀释血液，同时加快造影剂的排出，预防急性肾功能不全的发生。

2）用药护理：使用尿激酶溶栓治疗时药液应现配现用，准确抽取剂量。使用微量泵精准输注。抗凝治疗期间应密切观察有无出血倾向，注意皮肤、黏膜、牙龈有无出血点，**静脉穿刺点有无渗血或出血**。观察尿、粪颜色及检查结果有无潜血。同时注意患者有无意识模糊、瞳孔变化、头痛、呕吐、肢体活动受限、血压升高等颅内出血现象，定期复查凝血功能，及时向医生汇报。

3）饮食护理：指导患者低盐、低脂、低胆固醇饮食，嘱患者戒烟。

3. 并发症的观察与护理

1）出血及皮下血肿：是抗凝、溶栓治疗常见的并发症，因此应密切观察全身各器官系统有无出血倾向，如有出血发生，立即通知医生对症处理。如穿刺处持续渗血者可减少或暂停溶栓药、抗凝药的使用，给予局部加压包扎、更换敷料，并向患者及家属做好解释工作。

2）肺栓塞：是下肢深静脉血栓形成最严重的并发症，是由于血栓脱落所致，可造成猝死。

在血栓形成 1～2 周及溶栓治疗过程中，患者应卧床休息。发生肺栓塞时的急救措施有以下几方面。①制动：立即卧床休息。患侧肢体禁止按摩，防止血栓再次脱落。②吸氧：给予高流量吸氧。如缺氧明显并伴有低碳酸血症者，则用面罩给氧，必要时用呼吸机。③建立静脉通路：立即建立 2 条静脉通路，保证急救药品的供给，遵医嘱尿激酶药物应用。④镇痛：剧烈胸痛的患者可肌内注射吗啡（昏迷、休克、呼吸衰竭者禁用），也可肌内注射哌替啶（度冷丁）。⑤解痉：支气管平滑肌和肺血管痉挛的患者，可皮下或静脉注射阿托品或肌内注射氢溴酸山莨菪碱（654-2）等，以减低迷走神经张力，防止肺动脉性痉挛。⑥对症治疗：治疗低血压，抗休克，抗感染。⑦心肺复苏：对于突然呼吸、心搏骤停的患者，立即行心肺复苏、胸外心脏按压。按压时心脏区血液冲击到肺动脉可使栓子破碎而有被推入末梢位置的可能，希望能恢复部分肺动脉供血，挽救患者生命。

3）肺部感染：指导患者做深呼吸及有效咳嗽，以防止肺部并发症，静脉给予抗生素。

4）压疮：由于此期间患者绝对卧床，皮肤处于持续受压状态，若护理不当，此时最容易发生压疮。此期间可指导家属按摩患者受压部位，按摩患者的骶尾部、肩胛部等，鼓励并示范家属协助其按摩，保持被褥平整、干燥，定时给患者翻身、更换体位，防止压疮发生。

（五）出院指导

1）生活指导：生活规律，保持情绪稳定，戒烟、戒酒。指导患者适当活动。出院后可穿戴弹力袜。

2）饮食指导：出院后指导进食低脂饮食，尽量避免食用油炸食品。饮食宜清淡，富含维生素、高纤维多食新鲜蔬菜、水果，如西红柿、苹果、黑木耳等。

3）药物指导：遵医嘱服用抗凝药物利伐沙班，切勿自行改量、停药，监测凝血功能，并及时告知主管医生。如有不适及时来院就诊。

4）定期随访：出院 3 个月后到门诊复查，告知患者若出现下肢肿胀、疼痛，抬高或平卧不能缓解时，及时就诊。

（六）病例分析

患者，女，52 岁。13 天前因摔伤致右下肢胫骨骨折，2 天前患者因出现右下肢胀、伴疼痛，无恶心、呕吐、心慌、胸闷等症状。行彩超示：右侧髂总静脉、髂外静脉血栓形成。入院时查体：左下肢髌骨上 15cm 周径 45cm，髌骨下 10cm 周径 30cm，右下肢髌骨上 15cm 周径 50cm，髌骨下 10cm 周径 33cm。

主要辅助检查及阳性结果：D- 二聚体 23.68mg/L。

手术方式：下腔静脉滤器置入术＋血栓抽吸术（图 3-2）。

临床护理问题解析：

该患者出院时，医生交代患者穿戴弹力袜，责任护士应如何宣教弹力袜相关知识？

1）穿脱弹力袜的时间：静脉曲张患者穿着弹力袜的最佳时间是在早上起床时，此时腿部血管系统处于启动最大功能的状态，肿胀还没有发生。

2）穿脱注意事项：特别注意在穿或脱时不可让戒指或指甲刮伤弹力袜。要勤剪指（趾）甲。在干燥的季节要预防脚后跟皮肤皲裂，避免刮伤弹力袜。还要检查鞋内是否平整，防止杂物造成弹力袜磨损。

3）清洗注意事项：洗涤要用中性洗涤剂在温水中（≤40°）手洗。不可拧干，用手挤出或干毛巾吸除多余的水分，于阴凉处晾干，切勿置于阳光下晾晒。

4）皮肤过敏的处理：若出现皮疹，可将弹力袜反穿，也可在弹力袜硅胶处垫平整的棉布，可有效防止出现皮肤过敏现象。症状严重时，暂停使用弹力袜。

5）定期更换弹力袜，以保证合适的压力治疗。

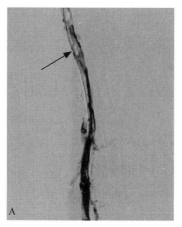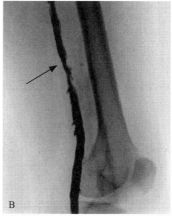

图 3-2　下肢静脉血栓抽吸（箭示）

A. 术前；B. 术后

三、肺栓塞

（一）疾病概念

肺栓塞（pulmonary embolism，PE）是内源性或外源性栓子阻塞肺动脉或其分支，引起肺循环障碍的临床和病理生理综合征，发生肺出血或坏死者称为肺梗死。常继发于骨盆及下肢骨折、急性心肌梗死、心房颤动、心力衰竭、外科大手术后、肺癌等。肺栓塞包括肺血栓栓塞、脂肪栓塞、羊水栓塞、空气栓塞等。肺血栓栓塞最常见，占肺栓塞绝大部分，通常所说的肺栓塞即肺血栓栓塞；其中 90% 的血栓来自下肢和盆腔深静脉。

（二）临床表现

急性肺栓塞的临床表现是栓子导致血流动力学和呼吸功能改变的结果，大致与肺动脉阻塞的严重程度有关。肺栓塞常见的临床表现如下。

1）呼吸困难：是最常见的症状，占 84%～90%，活动后明显，可能与呼吸、循环功能失调有关。轻者呈阵发性过度换气和活动后气短；严重者呈持续呼吸困难，呼吸浅快，可达 40～50次 / 分。

2）胸痛：约占 88%。突然发生，多与呼吸有关，呈胸膜性疼痛者占 75%，多由较小的栓子常位于周边，累及胸膜所致。

3）咯血：多为少量咯血，大量咯血少见，为鲜红色，数日后变为暗红色，提示肺梗死。临床上出现典型的"肺梗死三联征"（呼吸困难、胸痛、咯血）者不足 1/3。

4）晕厥：11%～20% 的患者出现晕厥，因心排血量急剧降低导致脑缺血所致，提示大血管急性栓塞，可为肺栓塞的唯一或最早症状。也可出现心悸、心动过速、发绀，严重时可出现血压下降或休克。

5）情绪改变：患者可表现为紧张、焦虑、恐惧、烦躁不安，甚至濒死感。

6）深静脉血栓表现：部分患者有肢体肿胀、压痛、色素沉着等临床表现，提示可能有深静脉血栓病史，可为肺栓塞的诊断提供帮助。

（三）治疗原则

1）抗凝治疗：抗凝是治疗肺栓塞的基本方案，是血流动力学稳定患者的基本治疗方法。常用药物为新型口服抗凝药、低分子肝素等。

2）溶栓治疗：溶栓治疗可迅速溶解血栓，恢复肺组织灌注，逆转右心衰竭，增加肺毛细血管血容量及降低病死率和复发率。

3）腔内介入治疗：

（1）经皮导管介入治疗。可去除肺动脉及主要分支内的血栓，促进右心室功能恢复，改善症状和存活率。介入方法包括猪尾导管或球囊导管行血栓碎裂，抽吸导管行血栓抽吸以及血栓旋切。对无溶栓禁忌证的患者，可同时经导管溶栓或在机械取栓基础上行药物溶栓。

（2）下腔静脉滤器置入术。在有抗凝药物绝对禁忌证及接受足够强度抗凝治疗后仍复发的急性肺栓塞患者，可选择静脉滤器置入。

（四）护理措施

1．术前观察及护理要点

1）心理护理：该病发病突然、呼吸困难、有濒死感，易产生恐惧和焦虑心理。因此，应向患者耐心讲述本病相关知识和治疗方法及原理，让患者消除疑虑，减轻心理负担。同时教给患者使用分散注意力的方法来减轻疼痛，当患者病情好转、呼吸困难、疼痛等症状减轻时，还增加了患者信心，使患者能主动地参与到疾病治疗和自我护理中。

2）休息：急性期患者应绝对卧床、床上大小便，抬高患肢，行足背屈伸运动。有下肢深静脉血栓患者避免热敷、按摩患肢。

3）病情观察：给予心电监护应用，监测呼吸、心率、血压、血氧饱和度，以及静脉压、心电图及血气分析的变化。观察患者意识状态，有无烦躁不适、嗜睡、意识模糊等脑缺氧表现。

4）药物护理：抗凝治疗期间应采取以下措施。①提供安静、舒适、利于抢救的病房；②给予吸氧（3～6L/min），严重缺氧者可给予高流量吸氧（8～10L/min），必要时使用机械通气；③评估：根据患者既往病史和近期用药情况及近1小时有无血尿，粪潜血；判断患者有无溶栓禁忌证；评估血常规、出凝血时间、血小板计数等；④通路准备：留置2条静脉通路，一条为溶栓专用通道，一条备为抢救用药通道。备好抢救药品和各种抢救仪器；⑤注意抗凝药物注射点有无淤紫、皮下血肿等。

5）饮食护理：低盐、低脂、低胆固醇饮食，如适量进食蔬菜、水果，少食油腻食物，多饮水。嘱患者戒烟。

2．术后观察及护理要点

1）严密监测生命体征：给予持续心电监护并记录。询问患者有无呼吸困难、胸痛，观察有无咯血等症状。如出现上述情况及时通知医生。

2）体位及穿刺部位的护理：由于术中、术后使用肝素和溶栓剂如尿激酶等，穿刺部位易出血，易形成血肿。因此，术后指导患者绝对卧床休息，平卧24小时，穿刺点盐袋压迫4～6小时；同时观察穿刺部位有无活动性出血，肢体远端动脉搏动及皮肤温度、颜色、感觉等情况。抬高穿刺肢体以利于静脉回流，减轻肿胀。24小时后指导患者床上活动，患肢踝关节做背屈运动，促进下肢静脉回流，缓解肿胀症状。放置下腔静脉滤器后，可适当鼓励患者早期下床活动，促进侧支开放，形成再通。

3）药物护理：术后抗凝、溶栓治疗，预防术后血栓再次形成。用药期间监测凝血酶原，观察皮肤黏膜有无出血及皮下淤血等情况。如有出血倾向立即告知医生，调整抗凝溶栓药物剂量或停止治疗。

4）饮食护理：进食易消化、低盐低脂、富含维生素的食物，保持排便通畅。术后当天要指导患者饮水1000～1500ml以上，以加速造影剂的排泄。

3．并发症的观察与护理

1）出血：使用溶栓药物需要仔细评估用量及密切观察患者有无出血征象。

2）再发肺梗死：往往是在肺栓塞形成24小时内发生。其特征性表现为胸腔积液、咯血、发热、心动过速、白细胞计数增多、心律失常和颈静脉曲张。肺梗死的严重程度取决于肺血管的堵塞情况。血栓造成的肺栓塞危险性很高，50%的患者会发生突然死亡。

3）滤器移位：若患者出现血压下降，心率增快，面色苍白及末梢循环障碍等休克表现，以及腹痛、背痛等，提示可能并发滤器移位，及时通知医生进行抢救。可定期行超声或腹部平片检查观察滤器移位。

（五）出院指导

1）生活指导：指导患者绝对禁烟。鼓励患者加强日常锻炼，参加适当活动，避免久站久坐，预防深静脉血栓形成。

2）饮食指导：进食低脂、多纤维的食物；保持排便通畅，避免因排便困难造成腹内压增高，影响下肢静脉血液回流。

3）药物指导：指导患者遵医嘱服用抗凝药物，用药期间复查血常规、凝血酶原时间，观察有无出血征象，及时调整药物用量。

4）定期随访：出院后1～3个月门诊复查，若有不适及时复诊。

（六）病例分析

患者，男，61岁。5天前出现胸闷、气喘伴出冷汗，未治疗。1天前出现头晕、胸闷气促、咳嗽，咳痰，遂急诊入院。

主要辅助检查及阳性结果：D-二聚体20mg/L，凝血酶原时间14秒；CT回示右肺动脉主干及双肺动脉分支内多发肺栓塞。

手术方式：下腔静脉造影并滤器置入术＋超选择肺动脉造影并血栓抽吸术（图3-3）。

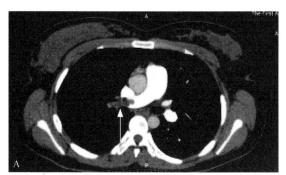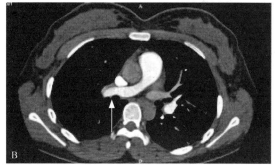

图3-3　肺栓塞介入术前后（箭示）

A. 术前；B. 术后

临床护理问题解析：

该患者突发胸闷、憋气、血氧饱和度下降，应给予的护理措施有哪些?

1）制动：立即卧床休息。

2）吸氧：持续高流量吸氧。如缺氧明显并伴有低碳酸血症者，则用面罩给氧，必要时用人工呼吸机。

3）建立静脉通路：立即建立2条静脉通路，保证急救药品的供给，遵医嘱尿激酶药物应用。

4）镇痛：剧烈胸痛的患者可肌内注射吗啡（昏迷、休克、呼吸衰竭者禁用），也可用肌内注射哌替啶。

5）解痉：支气管平滑肌和肺血管痉挛的患者，可皮下或静脉注射阿托品或肌内注射氢溴酸山莨菪碱等，以减低迷走神经张力，防止肺动脉发射性痉挛。

6）对症治疗：治疗低血压，抗休克，抗感染。

7）心肺复苏：对于突然呼吸、心搏骤停的患者，立即行心肺复苏、胸外心脏按压。按压时心脏区血液冲击到肺动脉可使栓子破碎而有被推入末梢位置的可能。希望心肺复苏能恢复部分肺动脉供血，挽救患者生命。

该患者急诊入院时护士应给予哪些评估与护理？

1）一般处理：严密监护血压、血气变化，评估患者生命体征是否稳定。严格卧床休息，保持排便通畅，避免用力。抬高床头，协助取舒适卧位。遵医嘱给予镇静、镇痛、镇咳治疗。

2）呼吸、循环支持：可经鼻导管或面罩给氧，指导患者做深呼吸。根据病情使用血管活性药物。

3）监测重要脏器功能状态：如意识状态，有无烦躁不安、嗜睡、意识模糊等脑缺氧表现；呼吸状态，有无呼吸浅促，血氧饱和度下降等；循环系统，有无颈静脉充盈，肝大、下肢水肿、血压下降、静脉压升高等心功能不全表现等。

4）抗凝、溶栓治疗：遵医嘱给予抗凝、溶栓治疗，观察皮肤、黏膜有无出血征象。

5）心理护理：评估患者心理状况，必要时给予心理护理。

四、肠系膜静脉血栓

（一）疾病概念

肠系膜静脉血栓形成是一种临床较少见的肠系膜血管阻塞性疾病，通常累及肠系膜上静脉，很少累及肠系膜下静脉。本病属于急腹症之一，是一种临床少见病。由于起病隐匿，早期无特异症状和体征，常规检查不易明确诊断，故其早期误诊率较高，失去最佳治疗时机，容易发展成肠坏死及弥漫性腹膜炎，病死率高。

（二）临床表现

常有门静脉血流淤滞、高凝或血管损伤的诱因。起病较缓慢。临床表现为腹部不适、便秘或腹泻。数日或数周后，随着血栓蔓延扩大，静脉血液回流受阻，影响肠道功能时，突然发生剧烈腹痛，持续性呕吐，腹泻和血水样便比动脉栓塞更为多见。体检时可见腹胀，腹部压痛、反跳痛和腹肌紧张，肠鸣音减弱或消失。腹腔穿刺可抽到血性液体。常有发热和白细胞计数、血细胞比容增高。

（三）治疗原则

一旦诊断明确，应立即开始抗凝治疗，同时禁食水、胃肠减压、补充血容量、应用广谱抗生素、肠外营养支持，密切观察症状及腹部体征的变化。

1）外科手术：如疑有肠坏死或当出现腹膜炎、严重的消化道出血、小肠穿孔及肠狭窄时，应立即剖腹探查，将坏死肠管连同含有静脉血栓的全部系膜切除，以免血栓继续蔓延，累及其他肠管。

2）血管腔内治疗：包括①机械抽吸血栓的 Angiojet 血栓消除系统；②经皮肝穿溶栓导管置入；③经肠系膜上动脉置管间接溶栓。通过这些技术可以实现快速的血栓清除或溶解。

（四）护理措施

1. 术前观察及护理要点

1）心理护理：本病发病隐匿，患者心情会比较紧张，严重者常出现烦躁、恐惧，甚至濒死感。因此应多关心患者，理解其心理的变化，有针对性地进行心理疏导。在进行每项护理技术操作前，应适当地解释操作的原因及其意义。与患者建立良好的护患关系，认真倾听患者的陈述，同时向患者讲解此类手术的意义、术前准备、术后可能的并发症及预防措施，以增加患者的信心和安全感，使其以最佳的心理状态接受手术。

2）病情观察：

（1）严密观察生命体征。持续心电监护应用，观察患者心率、呼吸及血压变化。合并消化道出血者还应注意观察患者有无意识的改变，警惕肝性脑病的发生。观察患者体温及尿量变化，若体温上升、血压降低、尿量减少，应警惕有无肠坏死或感染性休克。

（2）腹痛的护理。腹痛是肠系膜静脉血栓形成致肠坏死最重要的症状，初期多为数日的腹部隐痛不适，腹部胀痛及恶心、呕吐等症状，随着病程的进一步进展，患者腹痛剧烈难忍，遵医嘱应用镇痛药物，注意观察患者腹痛的变化及用镇痛药后的效果。同时观察患者有无伴随全身情况的改变，如面色、皮肤色泽及温度，有无出冷汗等，必要时为急诊手术做好准备。

（3）腹部体征的观察。肠系膜静脉血栓形成早期体征不明显，应每天测量腹围，注意腹围变化，观察有无肛门排气、排便，给予粪便留检。进行腹部触诊，观察有无腹膜刺激征出现，若腹膜刺激征加重，肠鸣音消失、叩诊有移动性浊音及腹穿抽出不凝血，提示出现肠坏死，症状与体征不相符的特点是其误诊率较高的主要原因。因此，对入院患者腹痛特点的询问、观察，可为明确诊断提供依据。

（4）胃肠减压的护理。肠系膜静脉血栓形成患者因肠道血液循环障碍可出现肠蠕动减慢甚至肠坏死，引起腹胀腹痛，有效的胃肠减压可吸引出胃肠道内的气体和液体，减少肠腔内的细菌和毒素的吸收，改善肠壁血运。胃肠减压期间，应密切观察引流液的量、颜色、性质等，保持引流管通畅。若引流液为血性液，应警惕有无合并消化道出血。

3）药物护理：肠系膜静脉血栓形成治疗的原则首选抗凝治疗，患者在用药过程中应密切监测凝血功能，严密观察患者粪便有无出血，皮肤有无散在出血点。若患者合并消化道出血，则抗凝治疗须谨慎。

4）术前准备：肠系膜静脉血栓形成患者入院后，应指导患者禁食、水，可减轻胃肠负担，有助于延缓病情的发展。完善术前相关检查。本病往往合并其他系统疾病，应详细评估心、肺功能及凝血机制等，以便术后进行有针对性的治疗。

2. 术后观察及护理要点

1）严密监测生命体征：术后严密监测患者的意识、血压、脉搏、呼吸的变化，针对有心脏病史的患者，更应严密监测心率、血压的变化，发现异常及时通知主管医生。准确计算24小时出入液量，并做好记录。

2）体位及穿刺处的护理：术后协助患者取平卧位休息，术侧肢体制动6～8小时，观察穿刺处有无渗血、血肿等情况。留置溶栓导管者术侧肢体勿剧烈活动，保持溶栓导管通畅，勿打折、脱出，妥善固定。

3）腹痛及腹部体征的观察：肠系膜静脉血栓患者常因术后血栓继续发展，或抗凝治疗不理想，容易再次出现肠缺血坏死，应严密观察患者有无排气、排便，腹痛腹胀有无缓解等，每日监测腹围。若患者疼痛加重，镇痛药效果较差，同时伴腹胀再次加重，肠鸣音转弱，应及时告知医生，必要时需要再次手术治疗。

4）胃肠减压的护理：胃肠减压可以缓解及预防术后腹胀，并可观察有无应激性溃疡和肠道再出血情况。应注意妥善固定胃管，持续负压吸引，保持通畅。注意观察胃肠减压的颜色、性状及量，并准确记录。待患者恢复肠道功能时可给予拔除胃管。

5）药物护理：患者术后应用抗凝药物，应准确、定时、定量给药。用药期间观察伤口有无渗血，少量出血时可局部加压包扎，遵医嘱减少抗凝药量，出血量较多应及时通知医生及时处理。定期监测凝血机制，随时调整抗凝、溶栓药物的用量。

6）饮食护理：患者术后仍禁食、水，采取肠外营养治疗，待无腹痛、腹胀，腹膜刺激征转阴性，肠鸣音恢复，肛门排气后可给予流质饮食，逐渐过渡到正常饮食。饮食应遵循由单一到多样、由少到多、由稀到稠、循序渐进的原则。

3．并发症的观察与护理

1）短肠综合征：指小肠过量切除而引起的水、电解质及吸收减少的综合征群。其主要表现为腹泻和严重的营养障碍，患者最早表现为腹泻。术后早期，短肠综合征应以纠正脱水、低血容量、电解质紊乱、酸碱平衡失调为主。3～5天病情平稳后，应尽早开始全肠外营养治疗。

2）出血：抗凝及溶栓最大的风险就是出血，用药期间定时检测凝血功能、血常规，观察穿刺点及皮肤黏膜有无出血，如有出血，告知医生，减少药量或停止抗凝治疗。

（五）出院指导

1）生活指导：指导患者适当活动，养成规律的生活习惯，自我观察腹部情况，若有腹部胀痛、呕吐、发热等症状时，及时到医院就诊。

2）饮食指导：少食多餐，忌生、冷、硬食物，清淡饮食，保持大小便通畅，预防消化道出血。

3）药物指导：出院后继续服用抗凝药物3～6个月以上，高凝状态患者甚至终身抗凝，尤其对不明原因的血栓史的患者，需要终身服药。服药期间应定期监测凝血功能、血常规等，及时调整抗凝药物的剂量，一般使INR维持在2.0～3.0。在服用抗凝药物时应注意避免外伤，警惕出血倾向。教会患者观察齿龈、皮肤、黏膜及粪便有无出血情况，如有异常，及时随诊。

4）定期随访：出院1～3个月门诊复诊。如有不适，及时复诊。

（六）病例分析

患者，女，51岁。5天前出现腹痛、腹胀，行腹部增强CT示：①门静脉主干及右支近端、肠系膜上静脉及部分分支管腔内栓子形成；②肝硬化，脾大，门脉高压。为求治疗，急诊以"肠系膜上静脉血栓形成"为诊断入院。既往有丙肝病史。

手术方式：TIPS＋肠系膜上静脉造影并血栓抽吸＋置管溶栓＋脾静脉造影术（图3-4）。

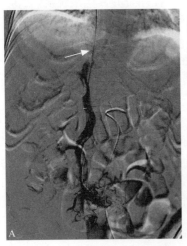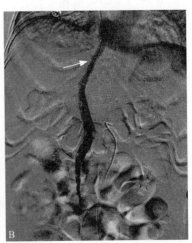

图3-4　肠系膜上静脉血栓造影（箭示）

A. 术前；B. 术后

临床护理问题解析：

为该患者注射低分子肝素时应注意的事项有哪些？

（1）选择合适注射部位。一般选择距脐中心5cm外的腹壁上下5cm、左右10cm的皮肤范围。以穿刺点为中心环形消毒注射部位皮肤2遍，直径≥5cm。

（2）注射前无须排出预充式注射器内的气泡，但应将气泡驱向注射器尾端，利用针管内的气泡将全部药液注入患者体内。注射时针头应垂直刺入皮肤。整个注射过程中，左手拇指和示指将皮肤捏起，直至药液注射完毕，注射时间 10 秒，注射完毕后停留 10 秒，无须棉签按压。

（3）用药期间应严密观察患者有无全身性出血征象，如皮下出血点、鼻黏膜、牙龈出血，穿刺点和伤口渗血，血尿或黑粪。一旦发生出血，应报告医生紧急处理，包括立即停用抗凝药物，急查凝血功能，对症处理等。

（4）用药期间需要遵医嘱定期复查凝血功能和血小板计数。

（5）在注射过程中和注射前后均可向患者及家属进行相关知识宣教，指导注意事项。

五、布 - 加综合征

（一）疾病概念

布 - 加综合征是各种原因引起的肝静脉及肝后段下腔静脉狭窄或完全闭塞造成血液回流障碍，导致淤血性门脉高压和（或）下腔静脉高压综合征。布 - 加综合征可发生在任何年龄段，多发年龄为 20～40 岁，男女比例为（1.2～2）∶1。该病多发于黄淮流域小麦主产区，病因不明。

（二）临床表现

临床表现取决于阻塞的部位、程度及侧支循环的状况。轻度阻塞可无明确的症状或为原发病变的症状所掩盖；一旦完全阻塞，症状和体征很典型。下腔静脉下段的阻塞所引起的症状和体征，主要是下腔静脉高压的表现。

1）肝静脉阻塞型：表现为食欲缺乏，恶心、呕吐，腹胀、腹水，肝大、脾大，黄疸，腹壁浅静脉曲张，消化道出血，肝性脑病。

2）下腔静脉阻塞型：表现为乏力、气喘、心悸，双下肢水肿，双下肢静脉曲张、色素沉着、溃疡，腹壁浅静脉曲张，肝大、脾大。

3）混合型：占 20%～30%，是上述两种类型的综合体。

4）肝小静脉闭塞型：极少见，为肝小静脉广泛阻塞，主肝静脉和下腔静脉通畅，而肝静脉楔压降低。晚期患者由于营养不良、蛋白丢失、腹水增多、消瘦，可出现典型的"蜘蛛人"体态。

（三）治疗原则

布加综合征治疗的根本目的是疏通肝静脉及下腔静脉，降低门静脉压力，恢复正常的肝静脉、门静脉和下腔静脉的血流动力学。

1）腔内介入治疗：是目前治疗该病的首选方法，包括经皮下腔静脉球囊扩张成形术与支架植入术、经颈内静脉途径门腔分流术（TIPS）和胃冠状静脉栓塞术，可有效降低门静脉压力，减小出血风险，是一种良好的抢救性治疗手段。

2）外科手术治疗：是不宜行介入治疗或介入治疗失败后的方法，包括各种门腔分流术、腔房分流术、脾切除术、断流术等。

3）非手术治疗：合并急性血栓形成时可采用抗凝、利尿、溶栓、病因治疗。

4）肝移植。

（四）护理措施

1. 术前观察及护理要点

1）心理护理：根据患者的年龄和文化程度等特点，采取不同形式的健康宣教，如责任护士一对一健康宣教或将同种疾病的患者及家属集中进行授课式宣教，耐心向患者讲解疾病相关知识，安慰患者，使其消除抑郁和悲观心理，积极配合治疗和护理。

2）活动与休息：卧床休息，取半卧位，减少能量消耗，减轻肝脏代谢的负担；下肢肿胀者抬高下肢，高于心脏水平，以利于下肢静脉回流。

3）病情观察：监测生命体征，大量腹水因腹胀、膈肌上移，患者多诉呼吸困难，应密切观察其口唇颜色、呼吸、氧饱和度，必要时行血气分析。

4）药物护理：使用保肝药物，慎用对肝功能有损害的镇静或安眠药物。使用利尿药者，记录 24 小时尿量，同时观察有无乏力、厌食、恶心、呕吐等低钾表现。

5）饮食护理：门脉高压引起肠道水肿导致患者消化能力下降，指导患者进食高热量、高维生素、低脂易消化饮食；伴有肝硬化的患者忌食刺激、粗糙的食物；进食困难的患者遵医嘱给予静脉营养；大量腹水的患者给予白蛋白静脉滴注，限制水盐摄入，一般食盐不超过 2g/d，饮水量限制在每日 1000ml 左右；有出血情况的患者遵医嘱指导其禁食、水。

6）消化道出血的预防及处理：门静脉压力增高，导致门静脉系统侧支循环建立，食管—胃底、直肠下端—肛管静脉曲张。食管胃底静脉曲张者，应进食少渣软食，避免坚硬或粗糙、过热的食物，观察粪便颜色、性状及量。食管胃底静脉曲张破裂出血时，呕血量大，速度快，易发生误吸，导致患者窒息，甚至死亡，应立即协助患者取平卧位，头偏向一侧，迅速准备好负压吸引装置。建立 2 条以上静脉通路，给予药物止血，如生长抑素、奥曲肽、垂体后叶素、特利加压素等，以减低门静脉压力及血流量，控制出血；同时应积极行腔内介入手术的准备。

7）大量腹水的护理：观察患者腹胀的情况，测量腹围和体重；给予低盐饮食，限制水的摄入；大量腹水者可适当给予放腹水治疗。

8）术前准备：腔内介入术前 4 小时禁食、水，全身麻醉手术 12 小时禁食、水，准备手术用药等。

2．术后观察及护理要点

1）病情观察：

（1）严密监测生命体征。持续给予氧气吸入，监测心脏功能，观察尿量，记录 24 小时出入水量，必要时监测中心静脉压，发现患者出现心力衰竭先兆时，应立即报告主管医生及时处理；密切观察患者意识状态，早期发现肝性脑病前期症状，如无意识的动作、答非所问、嗜睡及意识淡漠等。

（2）手术切口及穿刺点的观察。行外科分流术后观察手术切口敷料有无出血情况，应用腹带保护切口，减轻切口疼痛，观察腹带是否松脱，但也不宜过紧，以免影响呼吸；行腔内介入术后观察穿刺周围有无肿胀及敷料渗血，沙袋加压 4～6 小时，观察穿刺侧肢体皮温、色泽及足背动脉搏动情况，一旦发现穿刺部位渗血，应及时更换敷料，保持穿刺部位敷料清洁、干燥。

（3）体位与活动。行外科全身麻醉术后清醒者给予去枕平卧位；行腔内介入术者术后推荐低斜坡卧位，减少回心血量，预防心力衰竭，穿刺侧肢体制动 6～8 小时，8 小时后穿刺周围无肿胀敷料、无渗出者可协助患者翻身，按摩受压部位，24 小时卧床休息；穿刺处在颈部者需要密切观察呼吸情况。

（4）引流管的护理。妥善固定管道，保持其引流通畅，避免扭曲、拉脱，观察并详细记录引流液的颜色、量及性状，有异常情况及时报告主管医生。

（5）腹围的测量。大量腹水者，注意监测腹围变化。

2）药物护理：遵医嘱正确使用抗凝、保肝、降血氨、利尿药物等。使用抗凝药期间密切观察皮肤黏膜是否有出血点和大小便的颜色，如发现异常及时通知医生，调整药物用量。

3）饮食护理：全身麻醉术后患者禁饮食，待肠蠕动恢复后给流质饮食再过渡到半流食、软食；腔内介入术前有出血者术后仍禁食、水，待出血稳定后指导其温流食，再过渡到半流食、软食；腔内介入术前无出血者术后即可进清淡易消化饮食。

3．并发症的观察与护理

1）急性心力衰竭：因患者肝静脉及下腔静脉阻塞使回心血量减少，右心功能减退，下腔静脉和肝静脉开通后，短时间内回心血量突然增加，右心负荷加重，可发生急性右心功能不全或衰竭，表现为心慌、气短、喘气等呼吸道症状，应取半卧位，氧气吸入，强心、利尿，控制输液量和速度。

2）肺栓塞：由于阻塞处下方可合并术前未能明确的血栓，开通阻塞的下腔静脉后血栓一旦脱落，可导致肺栓塞，甚至致死性肺栓塞。术后观察有无突发胸痛、咯血、呼吸困难等症状，并及时给予溶栓治疗、地塞米松静推、吸氧等对症治疗，必要时急诊给予经血管腔内机械开通。

3）肝性脑病：经颈静脉途径门腔分流术或外科门腔分流术后常见并发症。观察患者意识，注意患者安全，常需要专人守护；限制蛋白摄入，用乳果糖或稀醋酸溶液灌肠、导泻，清除肠内积血和含氮物质；应用氨基酸注射液补充能量，降低血氨；禁用催眠、镇静、镇痛、麻醉类药物。

4）再狭窄或支架狭窄、堵塞：部分患者血管膜性增生、回缩、血栓形成，或扩张不充分，或抗凝不达标。

（五）出院指导

1）生活指导：避免劳累和过度活动，保证充足休息，保持心情舒畅，避免情绪波动及引起腹内压增高的因素，以免诱发出血。

2）饮食指导：合理饮食，避免使用粗糙、坚硬、多刺、油炸和辛辣的食物，戒烟、酒。

3）用药指导：口服抗凝药物，规律服用保肝药物。注意观察有无鼻黏膜、牙龈出血，皮肤黏膜上有无出现不明原因的红色瘀点或瘀斑。在日常活动中，避免过度用力擦鼻涕、挖耳朵或鼻孔，选用软毛牙刷，避免牙龈出血。

4）定期随访：出院3，6，9，12个月定期复查手术部位血管彩超及肝功能，1年后每半年复查一次，必要时行CT检查。

（六）病例分析

患者，男，60岁。20年前出现双下肢色素沉着伴瘙痒，下肢憋胀感；3年前右下肢踝关节处出现皮肤破溃不愈合；1年前出现腹壁静脉曲张；2天前出现意识模糊，定向力差，遂收入院。血氨108μmol/L。CT检查示：布-加综合征（混合型）。行"下腔静脉造影并球囊扩张成形术"。术后给予抗凝、降血氨、保肝药物应用，于术后第3天意识恢复清醒，下肢肿胀缓解（图3-5）。

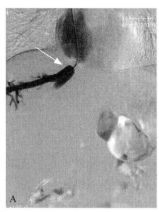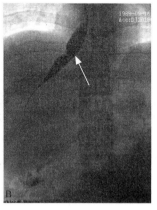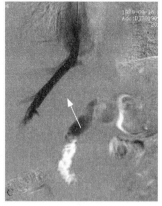

图3-5　布-加综合征（箭示）

A、B.球囊扩张术前；C.球囊扩张术后

临床护理问题解析：

该患者发生了肝性脑病，该如何对家属进行饮食指导？

高蛋白饮食可诱发并加重肝性脑病，向患者家属讲解高蛋白与肝性脑病的关系。肝性脑病未控制期间禁食蛋白质，可通过静脉输入白蛋白补充，意识清楚后每天加蛋白质 25g（相当于半个鸡蛋蛋黄），待完全恢复后每天每千克体重摄入 0.8～1.0g 蛋白质。由于植物蛋白质富含支链氨基酸和非吸收纤维，后者可促进肠蠕动，被细菌分解后还可降低结肠的 pH 值，可加速毒素排出和减少氨的吸收。乳制品营养丰富，如病情稳定可适当摄入。肉类蛋白质尽量少摄入。给予高能量饮食，保证患者每日热量供给，热量不足蛋白质分解代谢增强，一方面可加重低蛋白血症，另一方面使氨基酸生成过多、产氨过多，可加重肝性脑病。饮食以糖类为主要食物，蛋白质应首选植物蛋白。

六、髂总静脉受压综合征

（一）疾病概念

髂总静脉受压综合征（Cockett 综合征），是髂静脉受压和（或）存在腔内异常粘连结构所引起的下肢和盆腔静脉回流障碍性疾病。

（二）临床表现

病变早期主要为下肢肿胀和乏力。患肢仅有轻度的水肿，尤其长期站立和久坐时出现。重者可出现皮肤色素沉着，血流淤滞所致的溃疡形成。女性患者可有月经期延长及经量增多，以及因月经期盆腔内脏淤血、静脉内压升高而使下肢肿胀等症状加重的现象。一旦波及小腿和交通支静脉瓣膜，就会出现与原发性深静脉瓣膜关闭不全相似的症状，也表现为下肢静脉曲张、水肿、色素沉着、溃疡等，病变再加重即出现严重深静脉瓣膜关闭不全的症状，也有小腿溃疡等，髂股静脉继发血栓形成。男性患者则可出现精索静脉曲张和不育。

（三）治疗原则

1）非手术治疗：与其他常见下肢静脉疾病一样，适用于仅有轻度淋巴和（或）静脉性水肿的早期患者，没有手术指征的患者，不耐受手术的中、晚期患者。常用的治疗方法有穿弹力袜，使用循环驱动泵促进回流，可配合药物治疗。

2）手术治疗：本病是静脉机械性阻塞性疾病，所以可应用腔内技术和外科手术改善其血流。外科手术方法有髂动脉移位术、髂静脉松解和衬垫减压术、静脉成形术、静脉转流术及其他静脉重建术。经皮髂静脉球囊扩张成形术及支架植入术、Angiojet 血栓抽吸术是常用的腔内治疗方法。

（四）护理措施

1. 术前观察及护理要点

1）心理护理：本病患者的病史长，大多数对此病的认识甚少也多有误诊，多数患者出现不同程度的焦虑、对特定的知识缺乏等护理问题。对此采取的护理措施：接待患者时态度热情，主动详细介绍医院及病室环境、作息及规章制度，尽可能多地与患者沟通，多询问患者有无不适，及时了解其心理状态，给予心理支持及详尽的疾病知识宣教。

2）患肢的护理：术前测量患者双下肢周径，做好记录，评估患肢肿胀程度，以便与术后对比。合并血栓的患者需要绝对卧床休息，患肢抬高并制动，禁止按摩患肢；不合并血栓者，只需要抬高患肢，无须制动。

2. 术后观察及护理要点

1）严密观察生命体征：观察患者术后心率、血压及血氧饱和度。

2）穿刺侧肢体的护理：观察穿刺部位有无出血，注意穿刺部位有无渗血、出血、皮下血肿等情况。观察末梢循环是否良好、患肢有无肿胀、皮肤温度及颜色和有无胀痛等；术侧肢体制动 6～8 小时，指导患者主动做足背屈伸运动，以促进下肢静脉回流，预防深静脉血栓形成。测量双下肢周径，与术前数值相比较，以观察下肢水肿改善程度。

3）下肢循环驱动泵治疗的护理：其原理是通过规律的充气加压过程，帮助患者建立良好的血液循环，加速血流运动，预防血栓形成。

4）抗凝、溶栓的护理：行髂静脉球囊扩张和（或）支架植入术后，为预防血栓形成，应常规给予抗凝治疗。另外，对于合并深静脉血栓形成的患者，手术后还需要用尿激酶静脉溶栓，增加患者血管的长期通畅率，提高疗效。溶栓期间观察患者全身有无出血倾向，如皮下出血点、咯血、便血或黑粪；观察患者意识有无异常，警惕脑出血的发生。

5）尿量的观察：Angiojet血栓抽吸过程中不可避免地破坏红细胞，导致血红蛋白溶于血液中，释放的血红蛋白通过肾脏排泄，引起血红蛋白尿。可指导患者术后多饮水，静脉补液，加快症状缓解，密切监测患者尿液的颜色、性质及量的变化，必要时监测尿常规及肾功能。

3. 并发症的观察与护理

1）下肢深静脉血栓：详见本章"二、深静脉血栓形成"。

2）股青肿：（phelegmasia cerulea dolens，PCD）亦称为蓝色静脉炎，是严重的髂股静脉血栓形成后，肢体高度肿胀压迫动脉引起患肢血供障碍的一种危急重症。肢体极度肿胀，对下肢动脉造成压迫及动脉痉挛，导致下肢动脉血供障碍，出现足背动脉和胫后动脉搏动消失，皮肤温度明显降低并呈青紫色，如不及时处理，可发生静脉性坏疽甚至危及生命。临床上髂总静脉受压综合征合并股青肿的病例罕见，但后果较严重，应当引起足够重视。股青肿是下肢深静脉血栓形成最严重的类型。要密切观察病情变化，如果突然出现肢体肿胀加重，皮肤发绀，皮温下降，疼痛，股三角区疼痛，足背、胫后动脉搏动消失，患肢深静脉多普勒血流音消失，即可考虑股青肿，应迅速告知医生。股青肿一旦确诊，除用抗凝、溶栓疗法外，应紧急手术切开取栓以挽救肢体及生命。股青肿型下肢深静脉血栓发病急，患者对此病的认识不足，所以患者易出现不同程度的恐惧等问题。在护理工作中要注意患者的情绪变化，根据患者的需要程度和接受能力与患者加强沟通，采用通俗易懂的语言讲解疾病相关知识，给予患者心理上的支持及生活上的帮助，耐心解答患者提出的问题，消除其紧张、恐惧心理，取得患者的信任和合作，使其以最佳的心态接受治疗和护理。嘱患者平卧位，患肢抬高20～30cm，膝关节屈曲15°。这种体位能使髂股静脉呈松弛不受压状态，特别是对髂静脉受压综合征，采用此体位可缓解这种压迫。同时下肢抬高对于缓解腘静脉的牵拉有一定的作用，更有助于静脉回流。

3）肺动脉栓塞。

（五）出院指导

1）生活指导：适量活动，指导患者穿戴弹力袜。

2）饮食指导：进食低脂、高纤维素饮食。

3）用药指导：遵医嘱服用扩血管、抗凝药物，切勿自行改量、停药。监测凝血功能，并及时告知主管医生。如有不适及时来院就诊。

4）定期随访：出院3个月后到门诊复查。告知患者若出现下肢肿胀、疼痛，抬高或平卧不能缓解时，及时就诊。

（六）病例分析

患者，男，58岁。左下肢肿胀伴疼痛12天，就诊于当地医院。彩超提示：①左侧股总静脉、股浅静脉、股深静脉、腘静脉形成；②左侧肌间静脉血栓形成并少量再通。行下腔静脉滤器置入术，术后肿痛未明显减轻。3天前，左下肢肿胀伴疼痛加重，以"左下肢深静脉血栓"为诊断收入院。检验结果：凝血酶原时间22.5秒，D-二聚体1.92mg/L，造影可见左髂静脉开口处明显狭窄。在DSA局部麻醉下行"左下肢静脉造影＋支架植入术"（图3-6），术后肿胀明显减轻。

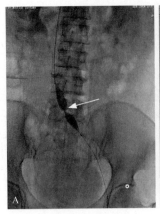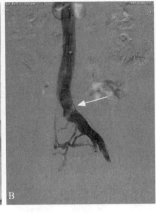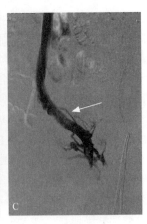

图 3-6　支架植入术

A. 球囊扩张前；B. 球囊扩张后、支架植入前；C. 支架植入后

临床护理问题解析：

健康饮食对于血管有问题的人来说至关重要，如何对髂总静脉受压综合征患者进行饮食指导？

（1）多吃富含纤维素、无机盐和纤维素的食物，如鲜果和蔬菜。

（2）多吃有降脂作用的食物，如酸牛奶、山楂、豆制品、香菇、木耳、茄子、大蒜、洋葱、鱼类等。

（3）控制总热量，禁食蔗糖、果糖、蜂蜜、含糖点心、罐头等。

（4）忌烟、酒。吸烟者立即戒烟；不饮烈性酒，可饮少量葡萄酒或红酒；品茶忌浓茶，特别是睡觉前忌饮浓茶和咖啡。

（5）控制能量摄入至关重要，建议患者吃复合糖类，如淀粉、玉米等。少吃米饭，多吃粗粮，如燕麦片、玉米面、莜麦面，这些粗粮含有多种微量元素、维生素 B 和食用纤维。

（6）适量摄入蛋白质，每周吃 2～3 次鱼类，蛋白质可改善血管的弹性和通透性。

（7）多吃含钙高的食物，如牛奶、酸奶、虾皮等。

七、门静脉高压症

（一）疾病概念

门静脉正常压力为 13～24cmH$_2$O（1cmH$_2$O＝0.098kPa），平均值为 18cmH$_2$O。当门静脉血流受阻，血液淤滞时，可引起门静脉及其压力增高（可增加至 30～50cmH$_2$O）。门静脉高压症在我国是一种常见病，病程缓慢，多见于 30～50 岁男性。

（二）临床表现

临床上表现为渐进性脾大、脾功能亢进、食管胃底静脉曲张、消化道出血、腹水、肝性昏迷等。

（三）治疗原则

1）非手术治疗：给予病因治疗，减轻或延缓肝硬化发生，如抗病毒、保肝及对症处理等。对于发生消化道出血患者，要降低门静脉压力、抑酸、输血、扩容、止血、预防肝性脑病。

2）内镜治疗：食管曲张静脉套扎术，食管曲张静脉硬化剂注射。

3）腔内介入治疗：内科治疗效果不佳、内镜治疗后再出血、体质条件较差者可行介入治疗。介入治疗因其创伤小、疗效与外科等同，对患者体质条件要求低，已经成为危重患者的重要治疗方法。手术方式包括经皮肝穿刺或经 TIPS 途径门静脉造影并胃冠状静脉栓塞术、TIPS（经颈内静脉肝内门体分流术）、超选择脾脏动脉造影并栓塞术等。

4）手术治疗：内科治疗效果不佳、内镜治疗后再出血者可行外科手术治疗。手术方式包括脾脏切除加断流术，各种分流术（肠腔分流术、脾腔分流术、门腔分流术等），肝移植术三大类。

（四）护理措施

1. 术前观察及护理要点

1）心理护理：与患者进行有效沟通，讲解疾病的相关知识，关心体贴患者，减轻恐惧心理，防止情绪剧烈波动，避免再次出血。

2）病情观察：为防止上消化道大出血，避免剧烈咳嗽、便秘、负重等使腹内压增高的活动，勿食粗糙、干硬、过烫或有刺激性的食物。若患者出现呕吐、黑粪应高度警惕，若伴有面色苍白、皮肤湿冷、心率增快、血压下降等情况时，应立即采取急救措施。禁忌用碱性肥皂水灌肠。

3）饮食护理：术前未出血者应给予低脂、高热量、高维生素、适量蛋白饮食。适当使用保肝药物。如患者有贫血、低蛋白血症，可静脉输入压积红细胞、血浆、人血白蛋白等给予纠正。有大量腹水者应限制水和钠的摄入、利尿、放腹水治疗，提高患者对手术的耐受性。术前因门静脉高压引起消化道出血患者应禁食、水，建立 2 条以上静脉通路。

4）术前准备：应保证患者充分的休息，避免劳累，降低肝脏的代谢率，减轻肝脏负担。常规检查血液指标，必要时抽取 ABO 血型鉴定，做好术中及术后输血准备。

2. 术后观察及护理要点

1）病情观察：

（1）严密监测生命体征。给予心电监护应用，持续低流量吸氧。必要时监测中心静脉压。观察患者的意识、面色、精神状态及尿量。

（2）穿刺点的护理。因患者低蛋白血症、脾功能亢进、凝血功能差，应延长加压包扎时间，观察穿刺点是否渗血、出血。如果敷料有渗湿，及时给予更换。

（3）预防肝性脑病。TIPS 术后或外科分流术后患者需定期监测肝功能和血氨浓度，观察患者有无性格异常、定向力障碍、扑翼样震颤、肝性口臭等肝性脑病表现，如有发生应及时给予治疗。

（4）体位护理。术后应取平卧位，避免屈曲关节的活动，避免穿刺部位出血。如有股动脉穿刺，穿刺处压迫并制动 8 小时以上。

2）用药护理：TIPS 术后遵医嘱应用抗凝药物，保持分流道通畅，用药期间定期监测凝血功能，观察穿刺部位及全身皮肤有无出血倾向；禁食水患者需要静脉补液，密切观察输液部位有无渗出及肿胀情况，评估患者的自身血管条件、输液量、输液周期、输液性质等，为患者选择较为合适的输液工具。

3）饮食护理：术前有消化道出血的患者，术后应观察至少 48～72 小时，无继续出血后方可进食流食，逐步恢复至正常饮食；术前近期无消化道出血的患者术后即可恢复软食；TIPS 术后或外科分流术后患者应限制蛋白质摄入量。

3. 并发症的观察与护理

1）腹腔出血：要警惕经皮肝穿刺导致的肝脏穿刺通道出血，如患者有腹部疼痛不适、心率加快、血压下降等表现时应高度怀疑有腹腔内出血，给予及时治疗。术后严密观察生命体征变化，如有腹腔引流管，观察腹水性状，判断有无出血。

2）肝性脑病：是介入或外科分流术常见的并发症。观察患者意识，注意患者安全，防坠床、防跌倒；限制蛋白摄入，口服乳果糖或应用稀醋酸溶液灌肠、导泻，清除肠内积血和含氮物质；应用支链氨基酸注射液补充能量，降低血氨；禁用安眠、镇静、镇痛、麻醉类药物。

3）急性心力衰竭：术后大量静脉血液回流，回心血量迅速增多加重心脏负荷，心功能储备不足容易引起心力衰竭，指导患者半卧位，给予氧气吸入，减轻呼吸困难，降低机体耗氧量，遵医嘱应用强心、扩血管药物。

（五）出院指导

1）生活指导：保持心情舒畅，情绪稳定，以积极、乐观的态度面对人生。

2）饮食指导：戒烟、戒酒，进食高热量、高维生素食物。生活规律，少量多餐。根据肝功能受损程度，制定每日蛋白质摄入量，以免引起肝性脑病。

3）用药指导：TIPS术后患者遵医嘱服用抗凝药物，定期复查凝血功能，并注意观察有无出血倾向。

4）定期随访：遵医嘱使用保肝药物，定期复查。若有心慌、恶心、黑粪等情况，应立即到医院就诊。

（六）病例分析

患者，女，65岁。于9天前呕血2次后到当地医院就诊，未见明显好转；5天前出现腹痛、腹胀、黑粪，以"①丙肝肝硬化；②消化道出血；③糖尿病"收入院。检验结果：血红蛋白68g/L，白蛋白20g/L，在局部麻醉下行"TIPS术＋胃冠状静脉造影并栓塞术"，术后给予保肝、补液等治疗，术后第4天粪便颜色正常（图3-7）。

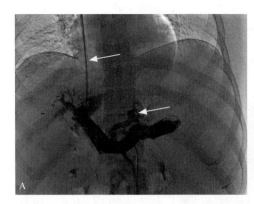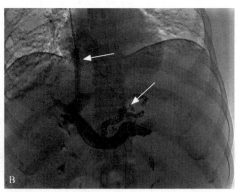

图3-7　消化道出血术中造影（箭示）

A. 术前；B. 术后

临床护理问题解析

出血量如何评估？

出血量在5ml以上粪便隐血试验阳性；出血量50～60ml即可出现肉眼黑粪；100～150ml则为黑粪；500～1000ml则为柏油样便；若为暗红色稀便，提示出血未停止且量大；短时间内出血250～300ml，可引起呕血；出血量在800ml以上可出现脉搏细速、面色苍白、血压下降、四肢湿冷。无自觉症状或轻度头昏者出血量＜500ml，有口渴、烦躁者出血量＞1000ml，有休克症状者出血量＞2000ml。

八、上腔静脉阻塞综合征

（一）疾病概念

上腔静脉阻塞综合征是由各种不同原因引起的上腔静脉部分或完全阻塞，导致血液回流障碍，引起上腔静脉高压综合征。上腔静脉阻塞的病因多数为纵隔炎、纵隔肿瘤压迫或恶性肿瘤淋巴结转移，肿瘤放疗后血管闭塞和中心静脉置管损伤或长期留置导致静脉血栓形成。肺癌是最常见的恶性病因。

（二）临床表现

上腔静脉阻塞后血液可通过胸廓内静脉、椎静脉通路、奇静脉通路和胸腹壁静脉通路回流进入心脏，但侧支循环往往不能满足上半身静脉回流的需求。

1）上肢及颜面部水肿：患者头面部潮红，颜面部和上肢明显水肿，初期即可出现。

2）颈静脉怒张及浅表胸壁静脉曲张：病情发展迅速者，静脉网呈紫红色，个别可出现胸腔积液。

3）呼吸困难：轻者表现为胸闷，严重者不能平卧，端坐呼吸，甚至不能睡眠；肿瘤压迫气道也可引起严重呼吸困难。

4）其他：颅内静脉压升高，头痛、头晕，球结膜水肿，视物模糊，甚至昏迷死亡。

（三）治疗原则

明确病因，超声、CT 及 MRI 了解病变性质，根据不同的病型采用不同的方法进行治疗。治疗原则为积极治疗原发疾病，进而缓解症状。

1）手术治疗：若由可切除的肿瘤引起，首选手术治疗。

2）腔内介入治疗：对于手术治疗效果欠佳或无手术适应证的患者可采用腔内技术。腔内支架植入术合并球囊扩张成形术等开通血管是解除阻塞的重要方法，创伤小、循环恢复快。而长期透析管导致的上腔静脉狭窄可行上腔静脉球囊扩张并透析管拔除或置换，合并血栓者可行置管溶栓术或血栓抽吸术。

3）放疗、化疗：可作为手术治疗的辅助治疗，不能手术者也可单独放疗、化疗。

4）抗凝：无抗凝禁忌者，可给予抗凝治疗。

（四）护理措施

1. 术前观察及护理要点

1）心理护理：患者往往存在焦虑心理，护理人员应了解患者对疾病带来的潜在威胁的认知程度，及时给予心理支持和精神鼓励，帮助患者建立战胜疾病的信心。

2）体位与休息：协助患者取半卧位或端坐卧位，促进静脉回流，降低静脉压力，有利于减轻水肿，缓解症状。患者由于上腔静脉回流受阻，易出现颜面部、上肢水肿，应加强水肿部位护理，每日用温水清洗，保持局部皮肤清洁、干燥，避免局部长期受压，防止形成压疮。

3）病情观察：密切观察患者呼吸情况，多数患者平卧时气促，尤其是夜间，应加强巡视，给予抬高床头、氧气吸入以纠正缺氧。因上腔静脉阻塞造成呼吸困难，加之患者体质虚弱，无力排出呼吸道分泌物而进一步加重呼吸困难，因此要定时为患者翻身拍背，指导患者有效咳嗽，必要时可给予雾化吸入或机械排痰以保持呼吸道通畅。观察患者有无中枢神经系统症状，如意识改变、头痛、视力下降等，如有异常，及时通知主管医生给予相应处理。

4）水肿及用药护理：限制钠和液体摄入量，记录 24 小时出入水量，减少循环血量，尽量减轻症状。症状较重时应用利尿药，减轻水肿。透析患者要控制入水量，规律透析，缓解症状。避免从上腔静脉特别是右上肢静脉输液，因右上肢压迫回心血量减少，导致阻塞位置上方静脉压力增高，加重上肢肿胀。有血栓时可用抗凝药，需要按时遵医嘱给予抗凝药物，用药期间定期监测凝血功能并注意有无鼻出血或牙龈出血等出血倾向，一旦出现应立即通知主管医生给予减量或停药。

5）饮食护理：患者适宜进食高热量、高蛋白、高维生素、低脂肪饮食，少食多餐，多吃蔬菜、水果，增强机体抵抗力。取坐位进食，以减轻水肿。有吞咽困难影响进食者应注意补充静脉营养。

2. 术后观察及护理要点

1）病情观察：

（1）严密监测生命体征。术后给予心电监护应用，观察呼吸、心率、血压及血氧饱和度，定时监测中心静脉压，给予氧气吸入。同时密切观察患者循环系统的变化，观察肢体肿胀程度，严格控制输液速度。

（2）穿刺处的护理。术后指导患者术侧肢体制动6～8小时，勿剧烈活动。由于抗凝治疗，常有穿刺处渗血，故要保持敷料干燥，及时更换，必要时适当压迫。

（3）溶栓导管的护理。对于置管溶栓患者应定期检查溶栓导管是否移位、滑脱，使用溶栓药物前检查是否通畅，接头是否连接完好。

（4）胸腔引流管的护理。对于留置胸腔引流管的患者，应密切观察引流液颜色、性质及量，避免管道打折、脱出，确保引流管通畅。

（5）加强基础护理预防并发症。加强皮肤护理，防止压疮。鼓励患者深呼吸，指导患者有效咳嗽、咳痰，按时翻身叩背、雾化吸入，改善呼吸，防止肺部感染。

2）用药护理：术后一般应用抗凝药物，要定期监测凝血功能。在进行护理有创性操作时，如静脉穿刺、肌内注射等，应增加局部按压的时间，以防皮下出血。指导患者自我监测有无牙龈出血、黑粪等出血倾向。患者大多使用利尿药，加之患者饮食少，手术的直接创伤，易引发电解质紊乱导致心律失常，心电监护如出现异常波形应警惕有无电解质紊乱。定期监测血清电解质的变化，尤其是血钾变化，给予及时处理。术后观察尿量颜色，应准确记录24小时出入量，如发现尿量减少，应告知医生给予相应处理。

3）饮食护理：若患消耗性疾病，全身营养情况差，指导患者进优质蛋白、高热量、富含维生素易消化软质或流质食物，少食多餐，必要时可给予静脉营养支持治疗。

3. 并发症的观察与护理

1）血栓：由于患者血液处于高凝状态，而且头颈部静脉回流差，患者极易并发局部血栓形成。因此，卧床时应在床上适当活动肢体，病情缓解后尽早下床活动。如有血栓存在，可根据医嘱应用抗凝药及溶栓药物。

2）肺栓塞：术后观察有无胸痛、咯血、呼吸困难等症状，及时告知主管医生，给予积极处理。

3）肺水肿：患者可表现为呼吸困难，气促、咳嗽、咳粉红色泡沫痰，与血管开通后回心血量骤然增加及原有潜在心功能不全有关。一旦发生肺水肿要严格控制输液速度与输液总量，为患者安置端坐位，减少静脉回流，减轻心脏负担。遵医嘱给予镇静药、扩张血管药、强心药，并观察用药反应。给予20%～30%乙醇湿化吸氧，改善肺部气体交换，减轻缺氧症状。

（五）出院指导

1）生活指导：保持心情舒畅，情绪稳定。保证足够休息，避免劳累，适当户外活动，如散步、打太极拳、踢腿、慢跑等运动增强机体抵抗力。在日常活动中，避免过度用力擤鼻涕、挖耳朵或鼻孔，避免提重物，选用软毛刷，避免牙龈出血。

2）饮食指导：合理安排饮食，戒烟、戒酒，肿瘤患者要加强营养。可进食高热量、高蛋白、高维生素饮食，如鱼类、蛋类、奶制品、新鲜蔬菜和水果。

3）药物指导：遵医嘱定时定量口服抗凝药物，不得漏服或停服，以预防血栓形成。告知患者注意观察有无鼻黏膜、牙龈出血，皮肤黏膜上有无出现不明原因的红色瘀点或瘀斑，如有异常，及时联系医生。

4）定期随访：出院1～3个月门诊复诊。如有不适，及时复诊。

（六）病例分析

患者，男，58岁。2年前诊断为右肺上叶腺癌，规律放、化疗；1个月前出现颈部肿胀，伴呼吸困难，症状逐渐加重，双上肢肿胀明显，遂入院。现已有右肺及纵隔转移，既往有冠心病史5年。CT示：上腔静脉阻塞。

手术方式：上腔静脉造影＋球囊扩张成形术＋支架植入术（图3-8）。

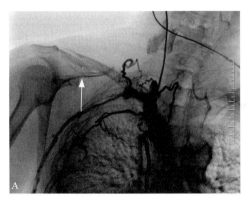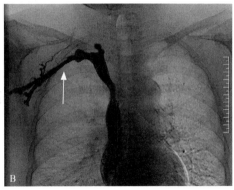

图 3-8　上腔静脉造影（箭示）

A. 术前；B. 术后

临床护理问题解析：

患者术后出现了严重呼吸困难、端坐呼吸、面色灰白、发绀、极度烦躁等急性左心衰竭的表现，应采取什么急救措施？

（1）立即通知医生，协助患者取坐位或半卧位，双腿下垂。

（2）面罩吸氧，4～6L/min，用30%～50%乙醇湿化给氧。同时减慢液体输入速度。

（3）给予心电监护，备好抢救药品及抢救物品。

（4）镇静，遵医嘱应用吗啡静脉注射。

（5）利尿，遵医嘱静脉推注呋塞米 20～40mg。应注意观察并准确记录尿量，必要时留置尿管。

（6）遵医嘱应用扩张血管药物，如硝酸甘油、硝普钠等。

（7）加强心肌收缩力，根据医嘱静脉滴注多巴酚丁胺 2～20μg/（kg·min）或多巴胺 3～5μg/（kg·min），去乙酰毛花苷（西地兰）0.2～0.4mg 加入 5% 葡萄糖液 20ml 缓慢静脉注射。

（8）解痉：0.25g 氨茶碱针剂加入 5% 葡萄糖液 20ml 缓慢静脉注射。

（9）严密观察病情变化，做好护理记录。

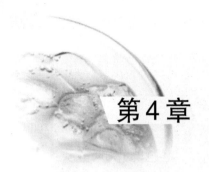

第4章
先天性血管疾病护理

一、四肢动静脉瘘

（一）疾病概念

正常情况下动脉和静脉之间不存在直接交通，需要经过大量的毛细血管，静脉的压力、含氧量明显较低，如果动脉和静脉之间发生了直接交通，形成"短路"，动脉血不经过毛细血管而直接进入静脉，就形成了动静脉瘘。动静脉瘘可以发生在人体的各个组织器官，既可发生于四肢，也可发生于内脏，但多发于四肢，因此这里仅介绍四肢动静脉瘘。

（二）临床表现

1）先天性动静脉瘘：起因于血管发育异常，常见多发性，瘘口小，影响骨骼及肌肉，受累的肢体出现形态和营养障碍性改变。

2）后天性动静脉瘘：分为创伤引起和人为手术建立血液透析通路，又称为动静脉内瘘。动静脉内瘘是动静脉内实施的外科手术，主要用于血液透析治疗，是一种血管吻合手术。将上肢血管动脉端和静脉端吻合在一起，使静脉动脉化，静脉血流量增大，以起到在血液透析时血流量充足，从而进行持续性血液透析。

（三）治疗原则

本病治疗比较困难，临床常见以栓塞或手术开始，而以截肢告终。但要根据情况采取较恰当的措施，尽可能地减轻患者痛苦、保护功能。

1）压迫疗法：无论治疗前还是治疗后，局部采用弹力绷带加压包扎或穿医用弹力袜都是一项基本的防护措施。

2）手术治疗：先天性动静脉瘘广泛而瘘口细小，除局限性病变外很难达到完全切除。

3）腔内介入治疗：较多采用动脉内栓塞法。治疗时需要选择性或超选择性插管，斟酌栓塞剂与病灶形态、血流动力学是否相匹配，以求达到较理想的目的。

（四）护理措施

1. 术前观察及护理要点

1）患肢护理：由于深层组织和骨骼周围存在广泛的动、静脉吻合支，血流量增加，血氧增高，使患肢增粗、增长，患者常感到肢体沉重、肿胀和疼痛，可嘱其多卧床休息，抬高患肢，使用弹力袜；静脉曲张严重且时间长久者，可能出现色素沉着、湿疹和溃疡。动静脉瘘使局部动脉血向静脉分流，远端组织由于长期缺血引起指（趾）端发凉，溃疡或坏疽。一旦出现溃疡，局部皮肤一定要保持清洁、干燥，给予换药，抬高患肢，控制感染。

2）减轻心脏前负荷：由于大量动脉血直接通过瘘而进入静脉，引起回心血大量增加时，可导致心力衰竭。瘘的直径越大、位置越近心脏，出现心力衰竭也越早，可适当给予利尿药。

3）饮食护理：饮食宜清淡，多吃蔬菜、水果和维生素含量高的食物，不宜吃刺激性食物，保持排便通畅。

2. 术后观察及护理要点

（1）观察生命体征。

（2）术后患者取平卧位，抬高患肢高于心脏水平20～30cm，促进静脉回流，减轻患肢水肿。

（3）栓塞部位和栓塞侧肢体的观察：观察肤温、肤色是否正常，末梢循环、脉搏搏动及肢体周径。

3. 并发症的观察与护理

1）正常组织、器官的缺血或栓塞：液态栓塞剂如无水乙醇、氰丙烯酸盐尤易产生；栓塞后综合征，包括栓塞区域疼痛、发热、乏力、白细胞计数增多等，通常持续24～48小时，也可持续1周或更长时间。

2）栓塞部位感染：术后持续发热和白细胞计数增多的患者应行血培养以确诊。

3）肺栓塞：栓塞材料还可能通过瘘口进入肺动脉引起肺栓塞，或因静脉淤滞继发血栓形成导致肺栓塞。

（五）出院指导

（1）注意休息，避免过度劳累，患肢抬高，使用弹力袜，注意肢体远端皮肤颜色、温度。

（2）如手术不能完全切除病灶，由于侧支循环的建立，残余动静脉瘘支扩张导致复发时，可应用弹力护套控制肢体动静脉瘘的发展，必要时可行栓塞治疗缓解症状。若病情进展，无法行栓塞或手术治疗时，最终可考虑截肢。

（3）患者需要终身随访。

（六）病例分析

患者，男，47岁。20年余前右下肢外伤，给予消毒包扎，未予特殊处理。1年前右下肢小腿皮肤坏死，随至当地医院就诊，彩超提示：右下肢动静脉瘘，未予治疗。9天前因右下肢皮肤坏死加重，CT检查提示：右侧股动脉下段大隐静脉瘘，右侧髂总动脉、髂外动脉、股动脉较对侧增粗。门诊以"右下肢动静脉瘘"收入院。在全身麻醉下行"右下肢动脉静脉瘘结扎＋股动脉瘤切除并成形术"。6天后在DSA局部麻醉下行"右下肢动脉造影并支架植入术"（图4-1、图4-2）。

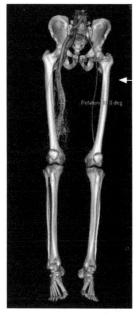 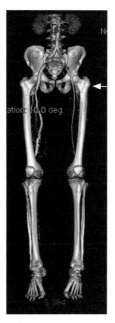

图4-1　术前CTA右侧　　　图4-2　术后CTA右下肢支架植入术后改
　　股动静脉瘘（箭示）　　　　变，支架内管腔显影通畅（箭示）

临床护理问题解析：

该患者下肢皮肤坏死处应如何护理？

（1）伤口创面管理。运用 TIME 原则（软组织的处理、感染／炎症的控制、湿润平衡、伤口边缘的伤口床准备）和湿性愈合理论，对患者进行伤口的治疗。在第一阶段对患者进行全身干预，创造伤口愈合的基本条件。这一期创面管理给予常规换药碘伏消毒创面，外层用无菌纱布覆盖。第二阶段，在患肢远端血供恢复后，积极进行伤口床准备，选用适合伤口情况的新型敷料进行换药。第三阶段患者进入门诊伤口换药及延续护理期。

（2）疼痛护理。在给患者换药过程中动作轻柔，禁忌抬高下肢，因抬高下肢会出现疼痛加剧，放下时反而会缓解疼痛症状，卧床时也需将下肢处于较低位置。避免或减少坐位双膝交叉，以防动静脉受压，影响下肢血液循环。剧烈疼痛时遵医嘱给予对症治疗。注意保暖，因遇冷时疼痛会加剧，注意室内温度酌情增减衣物。

（3）营养支持。良好的营养是创面生长愈合的基础条件。鼓励患者进食高蛋白、低热量、低糖、低胆固醇及低脂易消化食物，促进组织修复、伤口愈合；进食新鲜蔬菜、水果等富含维生素及纤维素食物，以维持血管平滑肌的弹性。

（4）心理护理。患者经历了手术、疼痛、伤口经久不愈，这些因素都极易引起患者焦虑。采取积极的心理疏导，结合通俗易懂的语言向患者及家属解释当前治疗的目的、方法和预期结果，鼓励家属陪伴照顾，同时鼓励患者及家属全程参与伤口管理，观察伤口进展情况，患者依从性逐步提高，积极配合治疗。

（5）康复护理。在患者下肢溃疡创面愈合后制订卧式踏车训练计划和步行计划，以促进患者下肢侧支循环的建立，改善血液循环，避免溃疡的复发，提高患者运动能力和生活质量。

二、肺动静脉瘘

（一）疾病概念

肺动静脉瘘为先天性肺血管畸形，血管扩大迂曲或形成海绵状血管瘤，肺动脉血液不经过肺泡直接流入肺静脉，肺动脉与静脉接相通形成通路。

（二）临床表现

肺动静脉瘘分流量小者可无症状，分流量大者导致血氧饱和度降低，引起一系列临床症状，如心慌气短、全身无力、发绀、胸痛、咯血、头晕、晕厥、抽搐等，多在儿童期出现。查体听诊可见肺动静脉瘘所在部位的胸部有连续性杂音，口唇发绀，杵状指（趾），血管造影可清楚显示动静脉瘘。

（三）治疗原则

（1）手术治疗。可纠正肺内分流，改善血液供应，并可防止出现栓塞等并发症，预后较好。但术后短期可能因过多血液通过原来灌注不足的肺组织而出现肺水肿，应密切观察。部分患者可能再次发生动静脉瘘而须重复手术，需要注意防护。对伴有出血性毛细血管扩张症的患者，手术宜慎重。

（2）目前更多建议采用介入栓塞治疗，经导管植入聚乙烯或硅胶小球或不锈钢弹簧，以阻塞瘘管，减少血流分流，安全而有效。该方法尤其适用于不宜或不拟做手术治疗者，偶见血胸。

（四）护理措施

1. 术前观察及护理要点

1）病情观察：严密监测生命体征，特别是氧饱和度、氧分压、二氧化碳分压等，必要时给予鼻导管或面罩吸氧，严重者可给予呼吸机辅助呼吸。

2）体位与休息：绝对卧床休息，避免剧烈活动，避免用力，以防增加腹压影响静脉回流。

合并有心力衰竭症状者可调整为半坐位或坐位，必要时予以应用利尿药。

3）对症处理：发热、咳嗽时积极给予相应的对症处理。

2. 术后观察及护理要点

1）严密监测生命体征：术后给予心电监护应用，监测患者生命体征情况，询问患者有无不适，注意有无发热情况。保持呼吸道通畅，及时清除呼吸道分泌物，或给予化痰药物，改善呼吸状况。

2）穿刺处的护理：术后患者卧床休息，平卧6～8小时。穿刺部位加压包扎，并观察局部有无渗出和血肿，绷带不宜过紧，观察患者动脉搏动情况。

3）体位护理：术后患者平卧位，第2天患者在护士的帮助下取侧卧，术后24小时后，去除穿刺处绷带，观察穿刺点已结痂、无出血后鼓励并协助患者适量活动，逐渐增加活动量。

3. 并发症的观察与护理

1）肺不张：因术后咳嗽无力，支气管内分泌物及小的凝血块排出不畅，引起支气管堵塞，患者感觉气短或憋气。术后应经常鼓励和协助患者做有效咳嗽、排痰，如痰液不易咳出，可给予雾化吸入，每日2次。

2）咯血：肺动静脉瘘有时会发生咯血，多因毛细血管扩张性病变位于支气管黏膜的病损或肺动静脉瘘的破裂而引起，遵医嘱可给予止血药物。

3）胸痛：肺动静脉瘘发生胸痛可能是因病变破裂出血处位于肺脏层胸膜下或血胸所致，术后可能是由于栓塞肺动脉导致肺叶炎性渗出所致。剧烈疼痛者可遵医嘱给予镇痛药，观察患者疼痛的程度与部位。

4）呼吸功能不全：术后因肺分泌物多，咳痰不畅，或肺部出现炎症而引起呼吸功能不全。

（五）出院指导

1）生活指导：避免过度劳累，适量活动，如出现心慌气短、头晕、胸痛等症状及时就医。

2）定期复查：出院3～6个月后到门诊复查。如有不适，及时就诊。

（六）病例分析

患者，女，26岁。15天前无明显诱因出现头晕、头痛伴恶心、呕吐、心慌，于当地医院治疗，效果差。8天前于入院行CT检查示：双肺动静脉瘘、双肺多发动静脉瘘。

既往史：2年前行肺动脉造影并栓塞术，术后恢复可。

主要辅助检查及阳性结果：CT示双肺多发动静脉瘘。

手术方式：超选择性右肺动脉造影并栓塞术＋超选择性左肺动脉造影并栓塞术（图4-3）。

临床护理问题解析：

该患者在住院期间，护士应如何指导患者进行呼吸功能锻炼？

呼吸功能训练主要包括腹式呼吸训练、深慢呼吸训练、缩唇呼吸训练、有效咳嗽训练、吹气球训练等。其中，吹气球训练是一种简单、安全、有效的呼吸训练法。其具体方法如下：①让患者保持放松、舒适的体位；②让其先缓慢深吸气，直至吸不动为止；③持续数秒后，让其用嘴含住气球的开口，缓慢地将肺内的气体吹至气球内，直至吹不动为止；④吸气与呼气的时间比为1：2或1：3；⑤每分钟吹气球7～8下；⑥每次练习10～15分钟；⑦当患者自感疲劳后可让其充分休息，之后可继续练习。

三、先天性静脉畸形肢体肥大综合征

（一）疾病概念

先天性静脉畸形肢体肥大综合征（Klippel-Trenauay综合征）是一种少见的、以静脉畸形为主的先天性病变。

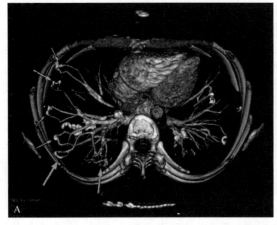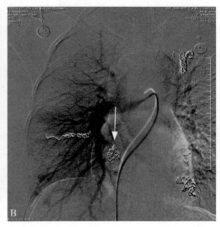

图 4-3　双肺多发动静脉瘘术（箭示）

A. 术前；B. 术后

（二）临床表现

本病发病部位多见于四肢，以下肢为多见，部分病变累及臀部、腰部、下腹部和肩部，病变一般仅累及一侧肢体，主要表现：深静脉畸形和浅静脉曲张；多发性皮肤血管痣或血管瘤；肢体过度生长；动静脉瘘。此外，部分患者可同时伴有血栓性浅静脉炎、皮肤湿疹、蜂窝织炎及淋巴回流障碍等临床表现。

（三）治疗原则

目前对本病无特效的治疗方法。鉴于本病是一个良性的疾病过程，伴有严重症状和后果的患者不多见，因而主要是对症治疗。本病的临床表现和体征多样，近年来多数医者主张个体化治疗，通常分为非手术治疗和手术治疗。

1）非手术治疗：加强心理护理，鼓励，抬高肢体。一般应用弹力袜或弹性绷带以压迫曲张静脉，改善静脉淤血和静脉高压，减轻下肢肿胀及沉重感。如果患肢过长致跛行明显，可以垫高健侧鞋跟，以避免长期跛行导致继发性脊柱侧弯。

2）手术治疗：此病的手术治疗均为减状手术，并且只有部分患者可通过手术改善症状，故务必慎重选择，严格掌握手术适应证。其方法包括曲张静脉剥脱术、耻骨上大隐静脉转流术和海绵状血管瘤切除术。

3）介入治疗：根据本病的类型可选择供血动脉瘘口栓塞术、静脉硬化术或两者联合应用，减少动静脉直接分流量，降低静脉压，减少静脉回心血量，减轻心脏前负荷，同时可部分缓解患肢因高静脉压而引起的静脉回流障碍。此手术应注意防止肺栓塞及远端肢体缺血性坏死的发生。

（四）护理措施

1. 术前观察及护理要点

（1）注意休息，减少活动，避免下肢长时间充血。

（2）肢体远端有缺血表现应注意保暖。

（3）患肢合并有静脉曲张、溃疡或炎症时注意抬高下肢，使用医用弹力袜，预防感染。

2. 术后观察及护理要点

（1）密切观察患肢有无出血、红肿、疼痛等情况。同时注意观察患肢温度、颜色及足背动脉搏动的强弱，以及有无皮肤及皮下组织缺血坏死。

（2）术后患肢多有肿胀，有学者认为与免疫反应及间质水肿有关，一般4～5天后可自行消退。护理时应排除静脉回流不畅及切口内出血等人为因素，同时密切观察切口有无渗血，以免骨筋膜室综合征的发生。

（3）指导患者早期活动肢体。术后当天抬高患肢15°～30°，并每4小时按摩患肢一次，有利于侧支循环的建立和血液回流。术后次日协助患者在床上活动踝关节，循序渐进。待病情平稳后，督促并协助患者适当下床进行床边活动，下床时用弹力绷带包扎或穿弹力袜。早期活动有利于切口愈合和功能恢复，避免发生患肢深静脉血栓或血栓性静脉炎。

（4）禁在患肢行血管穿刺或输液，以免加重患肢静脉和淋巴回流，导致患肢水肿。

3. 并发症的观察与护理

1）肺栓塞：术后观察有无胸痛、咯血、呼吸困难等症状，并及时给予吸氧、血管内溶栓、地塞米松静脉推注等对症治疗。

2）感染：做好伤口护理，合理应用抗生素等抗菌药物。

3）远端肢体缺血性坏死：术后密切观察末梢循环的变化，及时给予抗凝溶栓药物治疗。

（五）出院指导

1）活动指导：继续使用弹力绷带或穿弹力袜。平时保持良好的姿势，避免久站久坐，休息时抬高患肢；坚持足背屈伸活动，适当活动，劳逸结合。

2）饮食指导：摄入营养均衡饮食，避免肥胖；多进食新鲜水果和蔬菜，防止便秘。

3）定期随访：出院后6～12个月到医院复查。

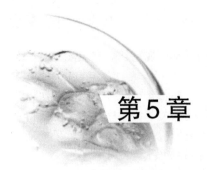

第5章
淋巴水肿护理

一、疾病概念

根据淋巴水肿的病因学，可分为原发性与继发性两种类型。原发性淋巴水肿通常是由于遗传等先天性因素，发病时没有明确诱发因素，常导致淋巴管发育不良、淋巴管扩张或扭曲，以及淋巴回流不畅，致使组织间隙蓄积液体过多，从而引起淋巴水肿。原发性淋巴水肿往往出现于儿童期，也有较少患者直到成年早期才发病，目前尚无流行病学调查数据。

继发性淋巴水肿是由于一些继发因素，如手术、放疗、感染、损伤、恶性肿瘤等造成的淋巴系统功能不全（或淋巴回流障碍）而引起的以肢体肿胀为主的一组慢性进行性综合征。持续的淋巴水肿会影响淋巴功能而导致皮肤增厚、角化过度、乳头瘤病和皮肤皱褶加深，这些变化会增加患者皮肤感染风险，可出现蜂窝织炎、淋巴管炎或淋巴结炎。

相较于原发性淋巴水肿，继发性淋巴水肿除发病病因不同外，临床表现、治疗方式和护理措施与原发性淋巴水肿类似。

二、临床表现

1. **肢体肿胀** 是本病最典型的症状。由于淋巴管发育异常或手术与放疗等导致患侧淋巴管闭塞，引起肢体淋巴液回流不畅而聚集在皮下，进而导致浮肿。此时手指按压浮肿肢体，皮肤不会凹陷，可与"指凹性"水肿相鉴别。

2. **疼痛** 由肢体过度肿胀引起，会造成患者活动不便，同时会产生局部的胀痛感。患者的疼痛严重度往往随着肿胀程度的加重而增加。

3. **皮肤和皮下组织增厚** 随着病情的进展，患者晚期可能出现皮肤和皮下组织增生。因皮肤增厚，表皮过度角化，皮下组织增生，其中包括大量增生的纤维成分，使晚期的肢体病变组织坚硬如象皮，又称为"象皮肿"。

4. **皮肤坏死** 是本病最严重的表现。如果出现重度肿胀，可能会压迫血管、神经，使患者皮肤的局部神经、组织缺血，超过一定时间皮肤会发生溃烂坏死。

三、治疗原则

淋巴水肿目前治疗效果尚不理想，发病早期或病情较轻的患者采用非手术疗法，如弹性绷带加压包扎以及抬高患肢等。若病程较长、肢体增粗较明显时，以手术疗法为宜。

1. **物理疗法** 淋巴水肿的物理疗法安全有效，推荐全程使用。目前国际上应用广泛的是复合消肿疗法，包括每日按摩淋巴，进行疏导引流，配合适合的预防性压力服以及做好相应的皮肤护理和运动疗法，持续1～2周。其他改善淋巴引流的物理疗法有热疗、间歇的气压治疗和超声波治疗，这些措施均可以有效改善水肿。

2. **手术疗法** 手术的成功与否往往取决于手术时机及手术适应证的把握，目前临床针对淋巴水肿的手术方式主要是以下四种：

1）淋巴 - 静脉吻合重建术：将堵塞的淋巴管对接到静脉，使淋巴液直接经静脉血管回流，恢复淋巴通畅，有利于消除淋巴水肿。一般适用于近端阻塞而远端淋巴管通畅的患者。

2）低剂量激光治疗术：目的是促进新淋巴管形成。使用激光可减轻淋巴管病变，适用于伴发软组织损伤、慢性疼痛和伤口愈合困难的患者。

3）病变组织切除术：采用传统的手术方式对水肿区域的病变组织全部祛除，包括患者病变区域的皮肤、皮下组织及深筋膜。主要应用于晚期淋巴水肿患者。

4）抽吸术：抽吸术多与手术切除联合使用，通过去除多余的皮下组织，来减少病变肢体的容积，但会对淋巴系统造成进一步的损伤，加重水肿症状，因此仅用于严重淋巴水肿的治疗。

3. 药物治疗 由于个体差异较大，不同患者对药物治疗的反应不同，应在医师指导下选择合适的药物进行治疗。

1）香豆素：目前治疗淋巴水肿应用最广泛的药物之一，可显著减轻水肿症状和肢体感染。但该药物具有潜在的肝脏毒性，临床一般不常规应用，只作为严重水肿时的辅助治疗。

2）抗生素：目的是预防或者控制感染。由于淋巴水肿易并发蜂窝织炎等感染性疾病，因此常使用第三代头孢类抗生素进行预防。

3）糖皮质激素和利尿剂：糖皮质激素可快速的减轻水肿，但作用短暂且易继发感染。利尿剂也可快速减轻淋巴水肿，但容易导致水肿组织中蛋白质浓度较高，从而加速纤维化。因此不推荐它们用于治疗持续性的淋巴水肿。

4）中药疗法：桑叶是桑科植物桑的干燥叶，现代药理学表明桑叶具有抗淋巴水肿及抗疲劳、衰老等药理作用。此外有研究报道黄芪桂枝五物汤和当归芍药散、草薢消肿丸等中医药均有一定防治水肿功能。

四、护理措施

1. 术前观察及护理要点

1）心理护理：由于病程长，患者备受折磨，医护人员应当关心患者，让患者及家属了解这种疾病的慢性过程，积极配合治疗与护理。协助患者做好日常生活护理，满足日常生活所需，减轻患者的焦虑不安情绪，增强其对手术的信心。

2）卧床休息抬高患肢：患者肢体抬高有利于淋巴液的回流，减轻肢体水肿。抬高方式有下肢垫高、下肢悬吊和骨牵引等方法，下肢抬高以 60° 为宜。

3）饮食护理：在饮食上要少吃或者不吃高蛋白的食物，比如牛奶、瘦肉、鸡蛋。因高蛋白的食物可刺激纤维结缔组织异常增生，脂肪被纤维结缔组织所替代，进一步加重回流障碍，加重水肿。应多食深色蔬菜，戒烟限酒。

4）控制感染：细致的皮肤和指甲护理，减少细菌进入淋巴水肿部位的机会，防止蜂窝织炎。对反复发作的急性蜂窝织炎和急性淋巴管炎，应选用敏感型抗生素来控制感染。

2. 术后观察及护理要点

1）麻醉护理：应按照全麻术后的标准对患者进行护理，定期监测患者并及时清理患者口鼻分泌物，以防止窒息。手术后要求患者去枕平卧 6 小时，6 小时后可进食水，进食可选择清淡易消化的半流食。

2）严密监测生命体征：监测患者术后的基础生命体征，包括血压，脉搏，血氧饱和度等。此外，针对有其他基础疾病的患者，尤其是高龄患者，应进行持续的心电监护，严密观察患者的生命体征，着重关注心、脑、肺、肾等重要脏器的指标变化。

3）体液监测：对于进行手术切除病变组织的患者，可能会伴随大量体液的丢失。术后应详细记录液体入量、失血量、尿量、各种引流液量，以评估体液平衡情况并指导补液。病情危重者，应观察每小时尿量。

4）疼痛的护理：患者术后的疼痛情况有助于了解患者的伤口愈合情况。因此密切观察患肢的疼痛情况，了解患者疼痛的具体位置及疼痛面积的大小，及时通知医生重新调整伤口敷料包扎压力，必要时应给予患者止痛药物。

5）引流管的护理：术后护理人员应定时检查引流管，观察引流液体的量、色、性状。并每隔2小时左右挤压一次引流管，确保其通畅无阻。防止皮下积液的发生。

3. 并发症的观察与护理

1）皮肤坏死：包扎患肢的敷料及绷带压力应适宜，压力过大容易导致患肢出现供血不足，造成皮肤发生坏死。术后及时倾听患者主诉，如出现明显局部疼痛主诉时应立即调整弹力绷带的压力，避免发生皮肤坏死。

2）切口延迟愈合：患者淋巴液回流不畅容易造成患者伤口渗液，愈合延迟。术后应定期观察伤口，及时换药，伤口处加压包扎，对于愈合不良的伤口可以每日烤灯照射2～3次，保持伤口干燥并促进愈合。

3）感染：术后感染多表现为局部和创口周围红肿热痛等症状，护理人员针对发生感染患者应做好体温检测。可在遵医嘱的前提下使用抗生素，并及时配合医生做好监测和治疗。

4）神经及皮肤损伤：术后手术区皮肤麻木一般在术后3～4个月恢复，神经损伤一般在术后6个月会逐渐恢复，也可辅以神经营养类药物，如腺苷钴胺片。术后观察患者患肢末梢皮温肤色、感觉活动情况，如有异常及时报告医生。

5）皮下积液：在切口处放置引流管，以排除多余的积液，多层棉垫加压包扎吸脂部位，保持局部敷料干燥，皮肤平整。

6）静脉血栓的形成和肺动脉栓塞的预防：术后早期活动，卧床患者勤变换体位，嘱患者做腓肠肌的收缩锻炼。有高凝风险者可给予口服新型抗凝剂。

五、出院指导

1. 生活指导　避免高温，避免温差过大，患侧不要热敷，淋浴时水温不要过高。适度锻炼可以促进淋巴液流动，减少水肿，增加肢体活动能力。可选择散步、太极拳、游泳等非剧烈运动，每天2次，每次时间控制在10～15分钟，以避免创伤和过度锻炼。

2. 饮食指导　避免过食冷饮，会引起胃肠道血管的突然收缩，血流减少，可能影响腹部淋巴液体的吸收，增加淋巴系统的负担。

3. 护理指导　合理穿戴臂套，以免淋巴管、血管过度收缩与扩张，加重淋巴水肿。也可以在专业人员指导下进行自我手法引流康复训练，或应用淋巴水肿专用的空气波压力治疗仪。

参 考 文 献

彼得·A. 施奈德. 2021. 血管腔内技术: 腔内血管外科的导丝及导管技术: 第 4 版 [M]. 李震, 常光其, 吴继东, 等主译. 北京: 清华大学出版社.

胡德英, 田莳. 2008. 血管外科护理学 [M]. 北京: 中国协和医科大学出版社.

李海燕, 陆清声, 莫伟. 2019. 血管疾病临床护理案例分析 [M]. 2 版. 上海: 复旦大学出版社.

李乐之, 路潜. 2015. 外科护理学 [M]. 北京: 人民卫生出版社.

李震, 翟水亭, 付明俶. 2015. 血管与腔内血管外科护理常规 [M]. 北京: 清华大学出版社.

刘高明, 胡进, 刘媛媛, 等. 2019. 宫颈癌治疗后继发性双下肢淋巴水肿患者的护理 [J]. 护理学杂志, 34 (09): 37-39.

汪忠镐, 张建, 谷涌泉. 2004. 使用血管外科与血管介入治疗学 [M]. 北京: 人民军医出版社.

王晓苏, 陈月华, 何翠琴. 2020. 宫颈癌根治术后继发性下肢淋巴水肿危险因素与预防策略 [J]. 护理实践与研究, 17 (09): 80-82.

易玲. 正确护理, 缓解淋巴水肿 [J]. 家庭医药. 快乐养生, 2022 (01): 27.

M. Yoshihara, R. Shimono, S. Tsuru, et al. 2020. Risk factors for late-onset lower limb lymphedema after gynecological cancer treatment: A multi-institutional retrospective study[J]. Eur J Surg Oncol, 46(7): 1334-1338.

P. Borman, A. Yaman, S. Yasrebi, et al. 2021. Combined Complete Decongestive Therapy Reduces Volume and Improves Quality of Life and Functional Status in Patients With Breast Cancer-Related Lymphedema[J]. Clin Breast Cancer.

S. Vignes, J. Albuisson, L. Champion, et al. 2021. Primary lymphedema French National Diagnosis and Care Protocol (PNDS; Protocole National de Diagnostic et de Soins)[J]. Orphanet J Rare Dis, 16(1): 18.